Dr. Angela Fetzner

Heilung aus dem Morgenland

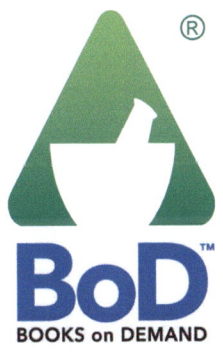

BoD™

BOOKS on DEMAND

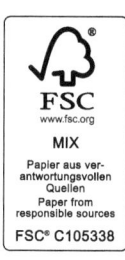

Bibliografische Information
der Deutschen Nationalbibliothek
Die Deutsche Nationalbibliothek verzeichnet
diese Publikation in der Deutschen National-
bibliografie; detaillierte bibliografische Daten
sind im Internet über http://dnb.dnb.de abrufbar.
Published 2018 by Dr. Angela Raab
unter Mitarbeit von Sandra Saber
2. Auflage 2018

Lektorat & Korrektorat:	Dr. Angela Raab
Herstellung und Verlag:	BoD
	Books on Demand, Norderstedt
Umschlaggestaltung:	Michael Raab
Foto:	© JurateBuiviene shutterstock.com
Buchsatz:	Michael Raab
Gesetzt in:	Palatino 11pt
	Calibri 11pt

ISBN 9783746098043

Inhaltsverzeichnis

„Sinnig zwischen beiden Welten
Sich zu wiegen lass' ich gelten;
Also zwischen Ost und Westen
Sich bewegen, sei's zum Besten!"
(Johann Wolfgang von Goethe, West-östlicher Divan)

Prolog

Alternative Heilmethoden sind häufig aufwendiger zu praktizieren als die Schulmedizin, bei welcher der Patient sich einfach in die Obhut eines Arztes begibt und auf dessen Anweisungen hin meist (chemische) Pharmazeutika nimmt.

Die sanfte Medizin verlangt jedoch vielmehr die aktive Mitarbeit des Patienten. Mittlerweile beweisen auch wissenschaftliche Studien, wie nachhaltig diese Therapiekonzepte sind - vor allem auch bei Menschen, die chronisch krank sind.

Seitdem die Welt ein globalisiertes Dorf geworden ist, wird der Zugang zum Heilwissen fremder Kulturen immer leichter.

So sind Ayurveda und die Traditionelle Chinesische Medizin keine unbekannten Größen mehr. Sogar gesetzliche Krankenkassen zahlen mittlerweile unter gewissen Umständen z.B. Akupunktur, eine alte chinesische Heilmethode, die der Traditionellen Chinesischen Medizin angehört.

Oft stellen diese Therapiekonzepte eine Ergänzung zu schulmedizinischen Behandlungen dar. Doch nicht nur wer krank ist, profitiert vom Heilwissen alter Kulturen. Körperübungen wie Yoga, Qi Gong und Tai-Chi agieren an der Schnittstelle zwischen Körper, Geist und Seele. Kommt die universelle Lebensenergie in die richtigen Bahnen, findet der Mensch in den Zustand der vollkommenen Gesundheit zurück, so die Theorie.

Beliebt sind auch Reisen zu großen Heilern und der Besuch in Kliniken in der Ferne. Wer möchte, kann nach China fliegen und sich dort in einer traditionellen Klinik behandeln lassen - oder auch praktizierende Schamanen in der Mongolei oder dem Amazonasgebiet aufsuchen. Heilen ist grenzenlos geworden - und das gilt nicht nur im übertragenen Sinn, sondern ganz wörtlich.

Es gibt nur einen weißen Fleck auf der Landkarte der alternativen Medizin: Der Orient. Dieses Wort lässt niemanden kalt. Der Orient ist ein Ort der imaginären Sehnsüchte, doch auch die Angst vor dem Fremden wohnt hier. Keine andere Gegend auf der Welt wird so ambivalent betrachtet wie Nordafrika und der Nahe Osten.

Den einen Orient gibt es jedoch nicht. Denn es kommt immer darauf an, ob jemand den Begriff geografisch, politisch, kulturell der religiös anwendet.

In alten Zeiten war der Orient zunächst eine Richtungsangabe. Das Morgenland lag dort, wo die Sonne aufging, was einen relativ dehnbaren Begriff darstellte.

Im 19. Jahrhundert umfasste der Ausdruck nicht nur die arabische Welt, sondern auch ganz Ostasien bis hin nach Japan. Dazu gezählt wurden auch die europäischen Gebiete des Osmanischen Reiches, manchmal sogar ganz Afrika.

Heute herrscht Konsens darüber, dass mit Orient oder dem Morgenland die mehrheitlich muslimischen Länder gemeint sind. Das Image des Islams im Westen könnte aktuell nicht schlechter sein. Ähnlich schlimm war es schon einmal, als die Osmanen 1529 vor Wien standen. Die Debatten um Religion und Extremismus versperren jedoch auch den Blick auf die vielen kulturellen Schätze, die dieser Teil der Welt zu bieten hat und auch auf den lebendigen Austausch, der traditionell mit Europa gepflegt wurde.

Eine sehr große Rolle im kulturellen Erbe spielt dabei auch die Medizin, vielleicht kann sie sogar als Schlüssel fungieren, damit Orient und Okzident sich wieder mehr annähern.

Die arabische Medizin hat sich in drei Phasen entwickelt. In der ersten Periode während des achten Jahrhunderts wurden die Werke der griechischen Antike, zum Beispiel die Werke von Hippokrates und Galen, ins Arabische übertragen - aber auch die Bücher der Philosophen Platon und Aristoteles sowie die mathematischen Schriften von Euklid und Archimedes wurden ins Arabische übersetzt.

Die ersten Krankenhäuser und Medizinschulen entstanden. Wissenschaftler wie Ibn Sina und Al Razi wirkten im 9. und 10. Jahrhundert und läuteten das Goldene Zeitalter der Medizin ein.

Ab dem 12. Jahrhundert studierten europäische Gelehrte die arabischen Bücher und übersetzten sie ins Lateinische. Bis weit über das 16. Jahrhundert hinaus sollten diese auch im Westen den Standard in der Medizin definieren.

Ibn Sina (Avicenna): 980-1037. Persischer Arzt, Physiker, Philosoph, Alchemist, Astronom, Dichter, Mathematiker, Jurist. Er zählte zu den berühmtesten Persönlichkeiten seiner Zeit und hat insbesondere die Geschichte und Entwicklung der Medizin maßgeblich geprägt.

Al-Razi: 865-925, latinisiert Rhazes oder Razi. Persischer Arzt, Naturwissenschaftler, Philosoph und Alchemist. Al-Razi gilt neben Avicenna als der größte orientalische Arzt des Mittelalters - im orientalischen Raum wird er von daher auch ehrfürchtig der *orientalische Hippokrates* genannt.

Die Wurzeln der arabischen Medizin liegen im Alten Ägypten, in der griechisch-römischen Medizin und Wissenschaft, in den persischen Lehren und sogar in den Theorien des Ayurveda.

Warum sich im Orient eine derartige Hochkultur entwickeln konnte, ist schnell erklärt. Denn es handelt sich bei diesem Forscherdrang, der ab dem siebten Jahrhundert auf einmal über Nacht in dieser Weltgegend entstand, tatsächlich um eine Art religiösen Auftrag. Denn das Streben nach Wissen ist im Islam Pflicht. Wissenschaftler nutzen ihre Erkenntnisse, um anderen zu helfen, immer auch mit dem Ziel, den Glauben des Patienten zu stärken.

Der französische Sozialpsychologe und Historiker **Gustav Le Bon (1841-1931)** - der auch frauenfeindliche und rassenideologische Werke veröffentlichte - bringt es in seinem Buch **Die Kultur der Araber (1884)** nichtsdestotrotz auf den Punkt:

„Je mehr wir in den Studien der Arabischen Kultur, ihren wissenschaftlichen Büchern, ihren Erfindungen und ihrer Kunst nachforschen, desto mehr enthüllen sich die vielen Wahrheiten und wir können breite Horizonte klar erkennen. Schnell merken wir, dass die Araber der Grund waren, dass die Menschen im Mittelalter Wissen über die früheren Wissenschaften erhielten. Die westlichen Universitäten haben mehr als fünf Jahrhunderte keine anderen Wissensquellen außer den arabischen Literaturen gekannt. Mit diesem Wissen über Materie, Verstand und Moral modernisierten sie Europa. Die Geschichte kannte keine andere Gesellschaft, die solche Dinge in so kurzer Zeit zustande brachte, während kein Volk sie in dieser Einzigartigkeit überbieten konnte."

Doch die orientalische Medizin ist nicht nur die Heilkunst der Schulen des Mittelalters. Die überwiegende Mehrheit der Bevölkerung von Casablanca bis Teheran verlässt sich auf traditionelle Heiler und deren Methoden. Dazu zählt das alte Wissen der Beduinenstämme ebenso wie der Koran. In Dubai sieht man mächtige Geschäftsmänner vom Stamm der Beduinen aus Wolkenkratzern aus Stahl und Glas kommen, in ihre klimatisierte Jeeps steigen und hinaus in die Wüste fahren, wo sie schon von einem traditionellen Heiler erwartet werden. In vielen Gegenden des Nahen Ostens arbeiten Schulmediziner Hand in Hand mit Beduinenheilern.

Schon früh wusste man in der arabischen Welt, dass es nicht ausreicht, Medizin zu geben und den Patienten dann sich selbst zu überlassen. So wurden die Kranken vielmehr ganzheitlich therapiert - mit Musik, Tanz, Massagen, Blutegeltherapie, Schröpfen und einer entsprechenden Diät. Außerdem gibt es ungefähr 250 Kräuter, die in der Region zu Heilzwecken benutzt werden. Man kocht diese zum Sirup ein, trinkt sie als Tee oder macht Umschläge und Wickel mit den Kräutern.

Schwarzkümmel stellt eine Art Universalheilmittel im Nahen Osten und Nordafrika dar. Die Pflanze und das aus ihr gewonnene Öl sind eine wirksame Medizin für viele kleine und große Leiden. Zudem ist Schwarzkümmelöl ein Booster für das Immunsystem.

Honig stellt ein weiteres *„Wundermittel"* aus dem Orient dar, daneben gibt es noch eine stattliche Anzahl von Lebensmitteln, die zu Heilzwecken und als *„Superfood"* eingesetzt werden.

Interessant ist, dass genau diese Wirkungen im Koran, beziehungsweise in den *Hadithen*, die vom Leben des Propheten Mohammed berichten, beschrieben werden. Auch Fasten ist ein gängiger Brauch, ohnehin fasten Muslime aus religiösen Gründen einmal jährlich im Monat Ramadan von Sonnenaufgang bis Sonnenuntergang.

Die religiöse Praxis folgt dabei dem Lauf des Mondes und stellt eine der fünf Säulen des Islam dar. Eine Schlüsselrolle im ganzheitlichen arabischen Heilsystem stellt auch das *Dhikr* genannte Gottesgedenken dar, bei dem - einer Meditation gleich - einer der 99 Namen Allahs rezitiert wird.

Hadith: Der Begriff Hadith (der Plural ist im Deutschen Hadithe) bezeichnet die Überlieferungen der Aussprüche und Handlungen des Propheten Mohammed sowie der Aussprüche und Handlungen Dritter, die dieser gebilligt haben soll. Die große Bedeutung der Hadithe im Islam ergibt sich daraus, dass die Handlungsweisen des Propheten normativen Charakter besitzen.

Dhikr: Im islamischen Kulturkreis eine meditative Übung zur Vergegenwärtigung Gottes. Diese Übung wird besonders im Sufismus vollzogen.

Einen großen Raum nehmen geistige Heilweisen ein. Traditionelle Heiler arbeiten mit Beschwörungen, Gebeten und Amuletten. Dabei haben sie mitunter eine recht flexible religiöse Auffassung von der Thematik. Das wundert wenig, denn unter der islamischen Alltagskultur ist altes Wissen aus dem Reich der Pharaonen oder dem Zweistromland verborgen.

Hier offenbart sich auch eine Art Dilemma, in dem die ganze Religion steckt: Vom islamischen Standpunkt aus betrachtet, ist Zauberei streng verboten. Im täglichen Leben verhält es sich jedoch so, dass jeder Orientale mindestens einen Heiler, der gleichzeitig auch in Sachen Liebeszauber unterwegs ist, kennt.

Doch nicht nur die Magie hat ihre Wurzeln in alten Zeiten, sondern auch die Tradition der gesamten Wohlgerüche des Orients. Was heute das Erdöl in der Region ist, war einst der Weihrauch. Seine Transportroute war eines der am besten gehüteten Geheimnisse der antiken Welt.

Wer sich aufmacht, die orientalische Medizin zu entdecken, taucht ein in farbenprächtige, sinnliche Kulturen an der Schnittstelle von Zauberei und Wissenschaft. Diese Begegnung ist für Europäer exotisch und faszinierend zugleich. Sich mit den einzelnen Heilungskonzepten auseinanderzusetzen, ist interessant und widersprüchlich wie die ganze Region. Es ist jedoch auch eine Begegnung mit verschütteten eigenen Wurzeln. Schließlich wären ohne die tatkräftige intellektuelle Unterstützung aus der arabischen Welt die Renaissance und somit der Aufstieg Europas niemals möglich gewesen.

Denn wie schrieb schon der berühmte französische Schriftsteller **Stendhal (1783-1842)** im frühen 19. Jahrhundert? *„Darüber hinaus, wir schulden alles, was nobel ist in unserer Kultur, den Kreuzzügen und den Mohren Spaniens."* (aus: **Von der Liebe, 1822**).

Die Geschichte der orientalischen Medizin

„Orient und Okzident sind nicht mehr zu trennen" schrieb **Johann Wolfgang von Goethe** in seinem **West-östlichen Divan.** Doch die Beziehung zwischen dem Morgen- und dem Abendland ist traditionell eine nicht ganz einfache und deckt das ganze Spektrum von Faszination bis Furcht ab. Die heutige gesellschaftliche Debatte tendiert dazu, die beiden Welten als unvereinbar zu sehen, zu tief sei angeblich die religiöse und kulturelle Kluft.

West-östlicher Divan: (erschienen 1819, erweitert 1827). Umfangreichste Gedichtesammlung von Johann Wolfgang von Goethe. Sie wurde durch die Werke des persischen Dichters Hafis inspiriert.

Das war nicht immer so. Denn als in Europa das finstere Mittelalter herrschte und die Kirche die Alleinherrschaft über die Bildung hatte, blühten in den arabischen Ländern die Wissenschaften und die Künste. Kairo, Damaskus, Bagdad, Andalusien - und sogar bis weit nach Zentralasien hinein in die Region Horasan, die heute die Staaten Afghanistan, Usbekistan, Tadschikistan, Turkmenistan und Iran umfasst - waren Zentren der Bildung und Kultur. Mit ein Grund hierfür war, dass man im Orient die Werke der Antike aufbewahrt und übersetzt hatte.

Zum Bücherverlust im Westen hatten dagegen zunächst die Völkerwanderung und später die systematische Vernichtung seitens der Kirche beigetragen. Zur Renaissance konnte es unter anderem auch nur deswegen kommen, weil das Morgenland das alte Wissen gehütet hatte und viele Werke aus dem Arabischen zurück übersetzt wurden oder direkt in griechischer oder lateinischer Sprache studiert werden konnten.

Zur Verfeinerung der höfischen Sitten, der Poesie und der Musik hat der Orient ebenfalls seinen Beitrag geleistet. Die Balladen der **Troubadoure**, die das Ideal der Liebe besangen, wurzeln ebenso im Orient wie die Instrumente Gitarre und Violine, die über das maurische Spanien und die Kreuzfahrer ihren Weg nach Europa fanden.

Im Alltag gebrauchen wir heute ganz selbstverständlich viele Dinge, die ohne das Morgenland nie den Weg zu uns gefunden hätten. Neben unserem Zahlensystem ist die duftende Tasse Kaffee am Morgen den Osmanen zu verdanken. Denn diese hatten während der ersten Wienbelagerung im Jahre 1529 einige Säcke Kaffee zurücklassen müssen.

Troubadour: Dichter, Komponisten und Sänger höfischer mittelalterlicher Lieder, insbesondere im südlichen Frankreich. Die Zeit der Troubadoure war v. a. das 12. und 13. Jahrhundert.

Die irrtümlich für Kamelfutter gehaltenen Bohnen wollte man direkt in der Donau entsorgen, doch ein Dolmetscher erkannte den Wert der Säcke, womit der einmalige Siegeszug des Heißgetränkes Kaffee seinen Anfang nahm.

Die Erfindung der Brille hatte man indes lange ins mittelalterliche Italien eingeordnet. Allerdings war ein Araber schneller. Der um 965 geborene und etwa 1040 in Kairo gestorbene Mathematiker und Optiker **Alhazen** erforschte und erweiterte die antiken Theorien von Ptolemäus über die Lichtreflexion. Besonders bemerkenswert sind seine Schriften über gewölbte Glasflächen zur optischen Vergrößerung, was in der Herstellung von Lesesteinen mündete.

Auch beim Zähneputzen konnte der Orient trumpfen. Zwar putzte man sich schon im Alten Ägypten die Zähne mit Zweigen eines bestimmten Baumes, doch erst mit dem Aufkommen des Islam und seiner Betonung der Körperhygiene wurde die Urzahnbürste *Miswak* populär.

Die Wurzeln der orientalischen Medizin sind bei den Ägyptern und Griechen zu finden. *„Unterschätze eine Krankheit nicht - wenn es eine Medizin gibt, dann nehme sie"* ist bereits auf Papyrussammlungen zu lesen, die sich den Heilkünsten widmen. Medizin war für die Alten Ägypter eine notwendige Kunst, die durch Magie und Rituale verstärkt wurde. Oft fand zunächst eine Untersuchung durch einen Arzt statt, danach durch einen Priester und am Ende erfolgte die Beratung mit einem Zauberer. Unter diesen Umständen nimmt es wenig wunder, dass selbst hoch akademische Abhandlungen in Hieroglyphenschrift Formeln liefern, die beim Auftragen einer Arznei oder beim Lösen eines Verbandes gesprochen werden sollten. So heißt es in dem berühmten medizinischen **Papyrus Ebers**: *„Wirksam ist das Heilmittel nur mit dem Zauber, aber wirksam ist der Zauber auch nur zusammen mit dem Heilmittel."*

Papyrus Ebers: Medizinischer Papyrus aus dem Alten Ägypten. Er gehört zu den ältesten bekannten medizinischen Texten überhaupt und enthält ein großes Spektrum an Beschreibungen von Krankheiten sowie von deren Diagnose und Behandlung.

Viele Ärzte im Alten Ägypten waren Priester der löwenköpfigen Göttin **Sachmet**, die Krankheiten bringen, aber auch besiegen, konnte. Der Gott **Thot** mit dem Ibiskopf war indes nicht nur Meister der Schreiber, sondern auch der Herr über die geheimen Heilsprüche. Eine Legende besagt, dass **Toth** seinen Schnabel zur Darmreinigung benutzt habe und auf diese Weise das Klistier erfunden habe. Während die Griechen nur zum Gott **Äskulap** beteten, wenn es um Heilung ging, gab es am Nil je nach Krankheitsbild verschiedene Ansprechpartner.

Im **Per-Anch**, dem **Haus des Lebens**, erfolgte die medizinische Ausbildung, gleichzeitig fanden hier Behandlungen und Operationen sowie das Abfassen wissenschaftlicher Texte statt.

Sachmet: Göttin in der Mythologie des Alten Ägypten, sie besaß die Gestalt einer Löwin. Sie galt als Göttin des Krieges, bot aber auch Schutz vor Krankheiten und brachte Heilung.

Thot: In der ägyptischen Mythologie der ibisköpfige oder paviangestaltige Gott des Mondes, der Magie, der Wissenschaft, der Schreiber, der Weisheit und des Kalenders.

In der Regel war an jeden größeren Tempel ein *Lebenshaus* angegliedert, häufig noch durch eine mathematische und astronomische Abteilung ergänzt. Die Ausbildung dort galt als exzellent, selbst ausländische Herrscher kamen an den Nil, um sich heilen zu lassen. Griechische und römische Geschichtsschreiber waren voll des Lobes über die ägyptische Heilkunst und selbst der berühmte Hippokrates ließ sich angeblich von den Medizinbüchern im Tempel zu *Memphis* inspirieren. Auch die Pharaonen interessierten sich für Heilkunde - glaubt man den Quellen, soll sogar Kleopatra persönlich ein Buch über Frauenleiden verfasst haben.

Memphis: Hauptstadt des ersten Gaus von Unterägypten. Die Stadt war zur Zeit des Alten Ägypten ein bedeutendes religiöses Zentrum.

Das Herz stellte das Zentrum des Lebens dar und wurde im Gegensatz zu den anderen Organen beim Mumifizieren nicht entfernt. Durch die Einbalsamierung der Toten hatten sich die Ägypter exzellente anatomische Erkenntnisse erworben.

Geheilt wurde mit Tränken, Pillen, Tinkturen, Inhalationen, Salben, Umschlägen, Klistieren, Räucherungen und Gurgelwasser. Anhand der Mumien lässt sich auch belegen, dass man sich hervorragend darauf verstand, Knochenbrüche zu richten. Sogar Zahnersatz wurde in Gräbern gefunden und aus Krokodilkot wurden Mittel zur Empfängnisverhütung hergestellt.

Auf vielen dieser Erkenntnisse fußt das Medizinsystem der Griechen, das maßgeblich auf den Schriften von *Hippokrates* (ca. 460 bis ca. 360 v. Chr.), *Dioskurides* (1. Jahrhundert) und *Galen* (ca. 130 bis ca. 205) basiert.

Im sechsten Jahrhundert wurde die Bildungselite aus Rom, Konstantinopel, Edessa, Antiochia und anderen wissenschaftlichen Zentren der Antike durch diverse politische und religiöse Umstände zu einem Umzug gen Osten gedrängt.

Edessa: Historische Stadt in Mesopotamien.
Antiochia: Stadt im antiken Syrien.

 23

In **Gundischapur** in Persien fand man eine neue Heimstatt - diese wurde bald zu einem akademischen Zentrum, auch eine medizinische Schule war angegliedert.

Die Entstehung der eigentlichen arabischen Medizin ist im Umfeld des Propheten Mohammed (570-632) anzusiedeln. Ärzte in seinem Umfeld waren unter anderem **Ibn Abi Rimtha** und **Al Harith ben Kilda**. Die zahlreichen Aussagen des Propheten zu Gesundheit, Krankheit, der richtigen Lebensweise und zu wirksamen Arzneien wurden gesammelt und avancierten zur Prophetenmedizin, die eine Säule der klassischen arabischen Heilkunde bildet.

Einen Aufschwung nahm die Medizin zur Zeit der **Umayaden-Dynastie** (661-750) und entwickelte sich über die nächsten fünf Jahrhunderte zur vollen Blüte. **Harun al Rashid** (um 763-809) ließ ein Hospital erbauen und gründete eine Medizinschule in Bagdad.

Gundischapur: Stadt im heutigen Iran.

Umayaden-Dynastie: Die Umayyaden oder Omajjaden waren ein Familienclan des arabischen Stammes der Quraisch aus Mekka, dem Stamm, dem auch der Religionsgründer Mohammed entstammt.

Harun al Rashid: Kalif von Bagdad, stammte aus dem Geschlecht der Abbasiden.

Die Gelehrten wurden angehalten, relevante Schriften aus dem Griechischen ins Arabische zu übersetzen. Zur selben Zeit veröffentlichte der Philosoph *Al-Kindi* Schriften zur Medizin. Sein Zeitgenosse *Said Al-Tamimi* ging nach Ägypten und publizierte dort Werke zur gesunden Ernährung und zu diversen Seuchen der Zeit.

Nur ein knappes Jahrhundert nach der Begründung des Islams als Religion gelang es muslimischen Wissenschaftlern, selbst bahnbrechende neue Erkenntnisse in der Medizin sowie in der Pflanzenheilkunde zu gewinnen. Allen voran standen hier *Ibn Sina* (980-1037), latinisiert auch *Avicenna* genannt, sowie sein Mitstreiter *Al-Razi* (865-925).

Al-Kindi: (geb. um 800 in Kufa, gest. 873 in Bagdad), arabisch-irakischer Philosoph, Wissenschaftler, Mathematiker, Arzt, Musiker und Schriftsteller.

Ibn Sina (Avicenna): 980-1037. Persischer Arzt, Physiker, Philosoph, Alchemist, Astronom, Dichter, Mathematiker, Jurist. Er zählt zu den berühmtesten Persönlichkeiten seiner Zeit und hat insbesondere die Geschichte und Entwicklung der Medizin maßgeblich geprägt.

Das Wissen über die Funktionsweise des Lungenkreislaufs, des Magens und des gesamten Verdauungsprozesses, ferner über das Auge und viele weitere anatomische Details, wäre bspw. ohne die Forscher aus dem Orient vielleicht noch lange Zeit im Dunkeln geblieben.

Die meisten Mediziner waren damals auch Botaniker. Aus diesem Grund nimmt in der medizinischen Literatur des Orients die Pflanzenheilkunde einen großen Raum ein. Von Andalusien bis Bagdad arbeiteten die Gelehrten nicht nur an Heilmitteln zur Anwendung bei verschiedenen Krankheiten, sondern auch die Prävention wurde großgeschrieben.

Liest man die Grundsätze einer gesunden Lebensführung, die morgenländische Ärzte vor 1000 Jahren aufgestellt haben, fühlt man sich an ganzheitliche Heilmethoden unserer Tage erinnert.

Die Prinzipien einer guten Lebensweise beinhalten gemäß orientalischer Auffassung

- Konsum von reinen und erlaubten Lebensmitteln
- Ausreichend Schlaf
- Ein austariertes Wechselspiel von Ruhe und Bewegung
- In regelmäßigen Abständen erfolgende Ausscheidung von schädlichen Stoffen und Schlacken
- Ausreichende Zufuhr gesunder Substanzen, um lebenswichtige Funktionen aufrecht zu erhalten

Schon recht bald erreichten lateinische Übersetzungen über das seinerzeit maurische Spanien Europa. Ab dem 13. Jahrhundert setzten die großen medizinischen Fakultäten von Montpellier, Paris und Bologna die Werke von **Ibn Sina**, **Al Razi** sowie die Grundlagenwerke zur Chirurgie von **Al-Zahrawi** auf ihre Lehrpläne.

Ibn Sina (Avicenna): 980-1037, Persischer Arzt, Physiker, Philosoph, Alchemist, Astronom, Dichter, Mathematiker, Jurist. Er zählt zu den berühmtesten Persönlichkeiten seiner Zeit und hat insbesondere die Geschichte und Entwicklung der Medizin maßgeblich geprägt.

Al-Razi: 865-925, latinisiert Rhazes oder Razi. Persischer Arzt, Naturwissenschaftler, Philosoph und Alchemist. Al-Razi gilt neben Avicenna als der größte orientalische Arzt des Mittelalters - im orientalischen Raum wird er von daher auch ehrfürchtig *der orientalische Hippokrates* genannt.

Al-Zahrawi: 936-1013. Im Abendland auch Abulcasis und Abulkasim genannt. Andalusischer Arzt und Wissenschaftler arabischer Herkunft. Er war vermutlich der bedeutendste arabische Arzt und Wissenschaftler des Mittelalters.

Mit dem Aufschwung der Medizin sorgte man im Sinne einer ganzheitlichen Heilung auch für die notwendigen Rahmenbedingungen. So kam es schon im achten Jahrhundert zur Gründung von Krankenhäusern und Hospizen. Die Behandlungsmethoden umfassten neben der Gabe von Pharmazeutika auch Therapien wie Massagen, Schröpfen, das Ansetzen von Blutegeln, Anwendungen mit dem Brenneisen, Aderlass und operative Therapien. Um Schmerzen zu lindern, wurden Schlafmohn und Cannabis eingesetzt. Die Krankenhäuser dienten gleichzeitig als Medizinschulen - dort wurden Ärzte ausgebildet, die ab dem 10. Jahrhundert eine ordnungsgemäße Zulassungsprüfung bestehen mussten, um praktizieren zu können. Heilung war keine Frage des Geldbeutels, es gab spezielle Krankenhäuser für die Armen und auch Heilstätten für psychisch Erkrankte. Dort wusch und pflegte man die Patienten, unterstützte sie weiter dabei, ihre Gebete zu verrichten, rezitierte für sie den Koran und therapierte, wenn notwendig, auch mit Musik und Tanz sowie Räucherungen.

Auch in den Rezitationen des heiligen Buches sah man trotz aller akademischen Forschung eine Quelle der Heilung, wodurch sich der Kreis zur Prophetenmedizin wieder schließt. Während die Mächtigen die wissenschaftlich motivierte Heilkunst förderten, pflegte das Volk weiterhin traditionelle Heilweisen, die auch eine gewisse Prise Magie und Mystik umfassten. Daher umfasst die arabische Medizin bis heute ein breites Spektrum von systematischer Medizin, Pharmazie, Kräuterheilkunde, Musiktherapie, Beduinenmedizin, Prophetenheilkunde sowie Heilung von Besessenheit und übel wollenden Mächten mit allerlei magischen Ritualen.

Während einige Traditionen über die Jahrhunderte hinweg ungebrochen praktiziert werden, erkennt man den Nutzen anderer Therapien erst seit kurzer Zeit wieder. Um einen vollständigen Heilungsprozess zu erreichen, ist es im Orient notwendig, viele kleine Bausteine ineinander zu fügen. Gemäß islamischer Philosophie ist der Mensch dazu angehalten, für sich selbst immer nach den neuesten Erkenntnissen und dem größtmöglichen Wissen zu streben. Oder wie es der große Arzt **Ibn Sina** ausdrückte: *„Du glaubst dich aus dem Nichts und enthältst das Universum.“*

Heilende Musik aus dem Orient

Fanatiker und starre Regeln trüben oft die Wahrnehmung im Westen für die sanfte Seite des Islams. Der mystische Pfad der Religion wird als **Sufismus** bezeichnet. Die Bewegung selbst ist deutlich älter als der Islam, hat sich jedoch erst seit dem Auftreten des Propheten Mohammed zu ihrer vollen Blüte entfaltet.

Die Angehörigen der Bewegung werden **Sufis** genannt, sie sind in verschiedenen Orden organisiert, die **Tariqa** genannt werden. Jeder Orden bezieht sich auf einen Gründer, der auf eine lange spirituelle Linie verweisen kann, die oft bis zum Propheten zurückgeht. Zum **Derwisch** wird, wer sich einer Reihe von mystischen Übungen unterzogen hat.

Sufismus: Eine mystische Richtung des Islams. Sammelbezeichnung für Strömungen im Islam, die asketische Tendenzen und eine spirituelle Orientierung aufweisen.

Tariqua: Aus dem Arabischen übersetzt Weg, Pfad, Methode. Begriff aus der Sufik, der zum einen den spirituellen Weg bezeichnet, dann aber auch eine Gemeinschaft von Menschen, die einem solchen Weg folgt.

Derwisch: Mitglied eines islamischen mystischen Ordens, zu dessen Riten Musik und Tänze gehören.

Alle Angehörigen einer *Tariqa* vertrauen sich der geistigen Führung ihres Scheichs an. Die Orden folgen bestimmten mystischen Übungstraditionen, dazu zählen Meditationen, das Singen bestimmter Litaneien oder das *Dhikr* genannte Ritual des Gottesgedenkens. Hierbei wird dem Anlass oder Ritual entsprechend einer der 99 Namen Allahs rezitiert, oft mit der Begleitung von Perkussionsinstrumenten und rhythmischen Atembewegungen. Bei den drehenden Derwischen handelt es sich wohl um die bekannteste Sufibruderschaft. Die mit hohen Filzhüten und weißen Gewändern bekleideten Derwische praktizieren ihr Gottesgedenken als Tanz zu einer ganz speziellen Musik. Der Orden der *Mevlevi* mit seinem Hauptsitz im türkischen *Konya* in Zentralanatolien geht auf den Sufipoeten *Rumi* zurück, der im 13. Jahrhundert lebte und lehrte.

Dhikr: Im islamischen Kulturkreis eine meditative Übung zur Vergegenwärtigung Gottes. Diese Übung wird besonders im Sufismus vollzogen.

Perkussionsinstrumente: Von lat. *percutere* (schlagen). Schlag- und Effektinstrumente.

Mevlevi: Die Mevlevi-Tariqa ist eine der bekanntesten Sufi-Bruderschaften.

Konya: Türkische Stadt, die südlich von Ankara in der Region Zentralanatolien liegt. Bedeutung hat die Stadt v. a. als Pilgerstätte für Sufis erlangt.

Rumi: Auch Ar-Rumi, 1207-1273, islamischer Mystiker, Begründer des Mevlevi-Derwisch-Ordens. Er war auch Gelehrter und einer der bedeutendsten persischsprachigen Dichter des Mittelalters.

Unabhängig von der Ausrichtung des Ordens ist es allen Sufis gemeinsam, dass sie danach streben, der göttlichen Weisheit und Liebe so nah wie möglich zu kommen. Das erreichen sie, indem permanent an der eigenen Persönlichkeit gearbeitet wird, sowie Ethik und Moral herausgebildet werden. Durch Rituale und ein Erleben einer transzendentalen Wirklichkeit versuchen Sufis, den Sinn des Seins zu erkennen und ganz mit der göttlichen Liebe zu verschmelzen. Orientiert wird sich am Koran und an der *Sunna*, der überlieferten Lebensweise des Propheten. Daneben sind dem Sufismus jedoch auch schamanistische Praktiken nicht fremd, beziehungsweise hat der Sufismus und auch der konventionelle Islam diese adaptiert. Während früher der Schamane in die nicht alltägliche Wirklichkeit reiste, um mit den Geistern Kontakt aufzunehmen, vertrauen Muslime heute auf die Suren 113 und 114 im Koran, die sie vor üblen Mächten beschützen sollen.

––––––––––––––––––––––––––––––––––

Sunna (arabisch): Gewohnte Handlungsweise, überlieferte Norm. In vorislamischer Zeit Begriff für Sitten und Bräuche verschiedener arabischer Stämme. Später erhielt der Name aber eine religiöse Bedeutung, indem er zur Kurzbezeichnung für die zu befolgende Handlungsweise des Propheten wurde.

Sufis sind lebensfrohe, humorvolle und tolerante Menschen, deren Lebenspraxis Halt und Stabilität gibt, während gleichzeitig nach spiritueller Entwicklung gestrebt wird. Häufig finden sich Musiker, Poeten und Sänger in den Reihen der Sufis. Kunst ist für sie eine Möglichkeit, Gott nahe zu kommen. Rhythmische Bewegungen im Tanz, der Atemführung sowie Gesang sind Mittel, mit der Dimension des Heiligen in Kontakt zu treten. Musik ist dabei in der Lage, die Seele eines Menschen zu erheben sowie mit dem Körper und dem Geist zu einer harmonischen Einheit zu verbinden.

Die Heilkraft der Musik wurde allerdings nicht in der muslimischen Welt entdeckt. Aber in einer Zeit, in der in Europa Musik als Werk des Teufels angesehen wurde, Tanzen verboten war und nur die menschliche Stimme im Gottesdienst erklingen durfte, hat man im Orient das Erbe der Griechen bewahrt und weiter entwickelt. Bereits aus Aufzeichnungen des Arztes **Galen** (ca. 130 bis ca. 205) geht hervor, dass diverse Krankheiten durch Musik und Tanz geheilt werden können. Dahinter steckt das antike Konzept des ***Ethos***, das der Musik einen reinigenden und unmittelbaren Effekt auf Körper, Geist und Seele des Menschen attestiert.

Spuren davon finden sich in **Bergama** in der heutigen Türkei, einst ein Zentrum des **Asklepios-Kultes**. Zur Behandlung schritten die Patienten durch einen unterirdischen Gang, in dem das Rauschen eines Baches zu vernehmen war, aus kleinen Öffnungen in den Wänden drangen Musik und Gesang. Drei Nächte musste der Kranke in einem Zimmer bleiben, anschließend wurden seine Träume aufgeschrieben, analysiert und ein Heilmittel verabreicht.

Bergama: griechisch Pergamon, Kreisstadt der Provinz Izmir nahe der Westküste Kleinasiens in der heutigen Türkei.

Asklepios: Deutsch Äskulap. In der griechischen und römischen Mythologie der Begründer und Gott der Heilkunst. Üblicherweise wird Äskulap mit einer Schlange dargestellt, welche sich um den Äskulapstab windet.

Asklepios-Kult: In der Mythologie wird Asklepios als unvergleichlicher Meister der ärztlichen Heilkunst gesehen. Ausgeübt wurde der Kult v. a. in Asklepien in Epidauros, Troizen, Athen, Knidos, Pergamom, Sikyon und auf Kos.

 34

Al Farabi, einer der großen arabischen Gelehrten des frühen Mittelalters, stellte fest: *„Wenn die Seele geschwächt ist, dann ist der Körper krank. Er ist ebenfalls beeinträchtigt, wenn sie beeinträchtigt ist. Die Heilung des Körpers muss also durch die Heilung der Seele erfolgen. Das geschieht, wenn ihre Kräfte wiederhergestellt sind und ihre Substanz in die rechte Ordnung gebracht wird und zwar mithilfe von Klängen, die dafür geeignet sind und dies bewirken können."*

Im Orient entstand mit dem *Makamsystem* ein neues musikalisches Konzept. Während in der westlichen Musik ein Tonschritt in zwei halbe Töne aufgeteilt ist, kann in der orientalischen Musik der Abstand zwischen zwei Tönen in insgesamt neun Schritte aufgeteilt werden. Diese werden als *Koma* bezeichnet.

Al Farabi: Um 872 bis 950. Muslimischer Gelehrter und Philosoph.

Makam: Eine Tonleiter oder ein Modus in der orientalischen Musik. Die traditionelle türkische Kunstmusik basiert auf zwei Elementen: Der tonale Bereich ist durch das Makam System, der rhythmische Bereich durch den Usul geregelt. Das Makam-System erlaubt eine wesentlich feinere Melodiegestaltung als dies in der europäischen Musik möglich ist.

Diese Abfolgen der Töne können zu Skalen kombiniert werden, insgesamt gibt es rund 500 verschiedene Tonleitern, therapeutisch werden davon rund 40 eingesetzt. Neben Al Farabi beschreiben noch weitere muslimische Gelehrte die Auswirkung dieses *Makamsystems* auf die Gesundheit, darunter Al Kindi und Ibn Sina. Sie verknüpfen die Auswirkungen der Musik auf den Körper und die Psyche mit der *Lehre von den Vier Körpersäften*. Dieses auch *Humoralpathologie* genannte Konzept beginnt in Grundzügen schon bei den Alten Ägyptern und hat sich dann quer durch die Geschichte über Hippokrates und Galen bis in die muslimische Welt verbreitet.

Al-Kindi: (geb. um 800 in Kufa, gest. 873 in Bagdad), arabisch-irakischer Philosoph, Wissenschaftler, Mathematiker, Arzt, Musiker und Schriftsteller.

Ibn Sina (Avicenna): 980-1037. Persischer Arzt, Physiker, Philosoph, Alchemist, Astronom, Dichter, Mathematiker, Jurist. Er zählt zu den berühmtesten Persönlichkeiten seiner Zeit und hat insbesondere die Geschichte und Entwicklung der Medizin maßgeblich geprägt.

In Europa folgte man bis ins 18. Jahrhundert hinein ebenfalls der Theorie, dass die richtige Mischung der Körpersäfte *Gelbe Galle*, *Schwarze Galle*, *Blut* und *Schleim* über Gesundheit oder Krankheit entscheidet.

Auch bestimmte Tonskalen, Melodiefolgen, Rhythmen und sogar Musikinstrumente wurden mit bestimmten Körpersäften, Organen, Kardinaltugenden, Tages- und Jahreszeiten sowie Konstellationen der Planeten und Gestirne in Verbindung gesetzt. Daraus entstand ein ganzheitliches Heilsystem, das besonders bei psychischen Erkrankungen eingesetzt wurde und ab dem 9. Jahrhundert in den Krankenhäusern des Orients als Hilfsdisziplin bei nahezu allen medizinischen Maßnahmen eingesetzt wurde.

Schriftliche Quellen über die konkrete Anwendung sowie Details der Behandlungen finden sich ab dem 11. Jahrhundert.

Das erste Hospital, das die Musiktherapie einsetzte, befand sich in Damaskus. 1284 wurde in Kairo von Sultan Qalawun (1222-1290) ein Krankenhaus errichtet, das sich bei der Behandlung von Schlafstörungen rasch einen Namen machte. Die Patienten wurden in spezielle Räume gebracht, in der diese der Musik lauschen konnten, zudem wurden Geschichten erzählt und den Quellen nach sogar therapeutische Tänze aufgeführt.

Der osmanische Sultan Bayezid II. (1448-1512) träumte während eines Feldzuges - als er sich in der Nähe der bulgarischen Grenze in Edirne befand - sehr detailgetreu von einem Krankenhaus.

In Krankenhäusern, in denen mit Musik behandelt wurde, waren die Zimmer der Patienten oft um einen Brunnen in der Mitte angeordnet.

Wasser spielte ebenfalls eine entscheidende Rolle bei der Therapie. Im Koran wird es als Heilmittel empfohlen.

Verschiedene Rituale der Sufis nutzen zudem Wasser, um Gebete zu speichern. So stellen die *Tariqua* (die Methoden, siehe oben) der *Mevlevi* vor ihren Gebetsritualen Wasser auf, um es anschließend an Kranke zu verteilen.

Das *Zamzam*-Wasser aus dem Brunnen der großen Moschee ist indes eine Flüssigkeit, die jeder Muslim noch heute von einer Pilgerfahrt mit nach Hause bringt. Der Quelle wird sogar nachgesagt, ihren Ursprung im Paradies zu haben.

Zamzam: Name eines Brunnens im Hof der großen Moschee in Mekka in Saudi-Arabien. Dem Wasser wird der Ursprung im Paradies und somit eine heilende Wirkung nachgesagt. Pilger trinken das Wasser vor Ort und bringen kleine Mengen davon nach Hause.

Im Wasser sowie in den Klängen der Musik sind Wellen enthalten, wodurch sich die beiden Heilmittel vortrefflich ergänzen. In einer Nische in der Nähe des Brunnens postierten sich die Musiker, um für die Kranken zu spielen. Neben der Schilfrohrflöte *Ney* waren auch diverse Lautenarten, Streichinstrumente und Glöckchen vertreten.

Die Architektur der Krankenhäuser sollte Harmonie und Ästhetik widerspiegeln. Um die Hospitäler herum befand sich immer ein Garten, der kunstvoll angelegt war und liebevoll gepflegt wurde. Denn in dem ganzheitlichen Heilverständnis, das für die muslimische Welt charakteristisch ist, sollte eine ansprechende Umgebung das allgemeine Wohl des Patienten beeinflussen. Die stimmigen Proportionen der Gebäude und der Gartenanlagen fanden ihre Entsprechung in der Gesetzmäßigkeit der Musik.

Ney: Orientalische Längsflöte, die in der persischen, arabischen und türkischen Musik gespielt wird.

Evliya Celebi, der große osmanische Schriftsteller des 17. Jahrhunderts, beschreibt eine Therapie im Krankenhaus zu *Edirne*. Auf einer Tribüne in der Nähe des Brunnens saßen zehn Musiker, während die Patienten deren Spiel und dem Gesang lauschten. Die gewählten Tonarten übten dabei abwechselnd eine beruhigende und eine anregende Wirkung auf die Patienten aus.

Auf den Arzt Hasan Suurii, der im 17. Jahrhundert im Osmanischen Reich praktizierte, geht eine Auflistung der einzelnen *Makam-Skalen* zu therapeutischen Zwecken zurück. So wurde der *Makam Rehavi* bei Kopfschmerzen eingesetzt, während der *Makam Büzürk* fiebersenkend wirkte, weiter für Klarheit im Kopf sorgte und Angststörungen therapieren konnte.

Evliya Celebi: (1611-1683), osmanischer Schriftsteller, der über seine zahlreiche Reisen berichtete.

Edirne: Früher Adrianopel, westlichste Großstadt der Türkei.

Makam: Siehe oben. Eine Tonleiter oder ein Modus in der orientalischen Musik. Die traditionelle türkische Kunstmusik basiert auf zwei Elementen: Der tonale Bereich ist durch das Makam-System, der rhythmische Bereich durch den Usul geregelt. Das Makam-System erlaubt eine wesentlich feinere Melodiegestaltung als dies in der europäischen Musik möglich ist.

Der Makam Neva wurde bei depressiven Verstimmungen eingesetzt, aber auch bei Frauenkrankheiten. Bei Schreibabys und unruhigen Kleinkindern wirkte der *Makam Hüseyni*, der ebenfalls fiebersenkende Eigenschaften besitzt. Wichtig ist außerdem, zu welcher Tageszeit die Skalen erklingen.

Überliefert ist eine Geschichte aus dem *Serail* im 18. Jahrhundert. Der Sultan pflegte immer eine ganz bestimmte Tonart zum Einschlafen zu hören. Eines Abends bat er den Musiker, doch einmal etwas anderes zu spielen. Ihm wurde dringlich davon abgeraten, doch der Herrscher bestand auf einer bestimmten Skala. Diese war genau gegenläufig zu seiner Einschlafmelodie, was zur Folge hatte, dass er die ganze Nacht keine Ruhe fand. Von da an erklang wieder jeden Abend die alte Skala.

Serail: Als Serail wird der Palast bzw. die Residenz eines türkischen Herrschers bezeichnet. Das Serail wird v. a. mit dem Palast eines osmanischen Sultans gleichgestellt.

Die Wirksamkeit der orientalischen Musiktherapie wurde längst von der modernen Forschung bestätigt. Wer gefällige Musik hört, schüttet jede Menge **Dopamin** aus. Dieser Neurotransmitter, der eine Vorstufe von **Adrenalin** und **Noradrenalin** darstellt, wird umgangssprachlich auch als Glückshormon bezeichnet. Wer auf Dauer zu wenig Dopamin freisetzt, neigt zu depressiven Verstimmungen. Endorphine werden ebenfalls durch Musik freigesetzt. Sie stellen so etwas wie körpereigene Opiate dar und sind an der Regulierung des Sättigungsgefühls und des Schmerzempfindens beteiligt. Musik und Tanz können die Ausschüttung der Endorphine begünstigen.

Mit dem Aufkommen der organischen Chemie und deren Präparate im 19. Jahrhundert geriet jedoch auch die Musiktherapie im Orient in Vergessenheit. Bis weit in die 1970er Jahre hinein wendete niemand mehr diese Behandlungsmethode an, auch die theoretischen Schriften gerieten in Vergessenheit.

In der Türkei macht sich seit knapp vier Jahrzehnten der Sufimeister **Dr. Oruc Güvenc** um die Wiederentdeckung der orientalischen Musiktherapie verdient. Neben den klassischen arabischen und türkischen Quellen hat er in die orientalische Musiktherapie Techniken und Tänze integriert, die ihre Wurzeln im Schamanismus der Steppenvölker Zentralasiens haben. Auf der ganzen Welt arbeiten heute Therapeuten, die bei ihm in die Lehre gegangen sind.

Dabei hat sich gezeigt, dass die orientalische Musiktherapie viele gängige Therapieformen und Behandlungsmethoden ergänzt und somit den Heilungserfolg beschleunigt. Dazu zählen unter anderem Physiotherapie, Ergotherapie, Logopädie, Homöopathie, Gesprächstherapie und Gestaltungstherapie. Besonders hyperaktive Kinder sprechen gut auf Musiktherapie an. Im Westen wird orientalische Musiktherapie oft als transkulturelle Behandlungsmethode eingesetzt, vor allem in psychotherapeutischen Verfahren. Patienten werden sich bei Anwendung der Musiktherapie ihrer Gefühle, Gedanken und Handlungsmuster bewusster.

Hinweis

Bezüglich der im Folgenden gemachten Ausführungen darf der Leser darauf vertrauen, dass die Autorin große Sorgfalt darauf verwendet hat, dass die Angaben in diesem Buch dem neuesten Stand der Wissenschaft entsprechen.

Die Erkenntnisse in der Medizin und Pharmazie sind jedoch niemals statisch, sondern unterliegen einem fortlaufenden Entwicklungsprozess. Alle Angaben können von daher immer nur dem aktuellen Wissensstand zum Zeitpunkt des Erscheinens des Buchs entsprechen. Deshalb kann die Autorin für die gemachten Angaben keinerlei Verantwortung und Gewähr übernehmen.

Die Durchführung der in diesem Buch empfohlenen oder auch lediglich dargestellten Anwendungen und Therapien erfolgt auf eigene Gefahr des Benutzers. Die Autorin übernimmt keine Haftung für Personen-, Sach- und Vermögensschäden aufgrund der Ausführung der hier gemachten Ausführungen.

Die innerliche Anwendung reiner ätherischer Öle ist ohne Verordnung durch einen erfahrenen Aromatherapeuten abzulehnen - ätherische Öle sollten also niemals auf eigene Faust innerlich eingenommen werden. Wer trotzdem ätherische Öle innerlich anwendet, tut dies auf eigene Gefahr. Die Autorin übernimmt keinerlei Haftung.

Beduinenmedizin

Die arabischen Nomadenstämme in vorislamischer Zeit praktizierten ein buntes Sammelsurium an Heilmethoden, das sie von Nachbarvölkern übernommen hatten oder das auf Erfahrungsheilkunde basierte. So glaubte man bspw., dass königliches Blut gegen Tollwut helfe - diese Krankheit war in früheren Jahrhunderten in der Region ziemlich weit verbreitet. Das Blut eines Herrschers wurde für Heilzwecke mit etwas Wasser vermischt und demjenigen verabreicht, den ein Tier gebissen hatte.

Wenn ein junger Mann an Herpes litt, musste er mit einem Sieb auf dem Kopf von Haus zu Haus gehen und um Essen bitten. Die Frauen warfen Brot und Datteln in das Sieb hinein, man glaubte, durch diesen Akt würden die Pusteln verschwinden.

Betrat ein Beduine eine Ansiedlung, kreischte er mehrere Male einem Esel gleich, um alle möglichen Krankheiten in den Glauben zu versetzen, dass er ein Tier und kein Mensch sei.

Heilung erfolgte durch Kräuter und Tinkturen oder durch allerlei magische Praktiken, oft ausgeführt von einem Wahrsager oder Seher. Psychische Krankheiten wurden behandelt, indem Knochen von Toten ausgegraben und um den Leidenden gruppiert wurden. Eine andere Möglichkeit war, dass der Patient den Knöchel eines Hasen mit sich herumtragen musste.

Um die Gesundheit wiederzuerlangen, wurden auch kleine Getreidesäcke auf Tonkamele geladen und an den Fenstern postiert. Die Figurinen am nächsten Tag unberührt zu finden, bedeutete indes, dass die Bitte um Genesung nicht erhört wurde.

Die Beduinen führten fast jedes Krankheitsbild auf ein Problem in den Verdauungsorganen und dabei insbesondere im Magen zurück - allgemein wurde eine ungesunde Ernährungsweise als Ursache der Beschwerden angesehen. Daneben spielte Kälte eine wichtige Rolle als Auslöser von Krankheiten.

Viele Auffassungen der Beduinenmedizin flossen später in die islamische Medizin ein, was nur logisch erscheint - schließlich war das die Heilkunde, die im Umfeld des Propheten praktiziert wurde.

Besonders die Kräutermedizin der Beduinen ist heutzutage im Mittleren Osten noch immer präsent. Viele ziehen es vor, sich von einem Beduinenheiler behandeln zu lassen, da dieser Weltbild und Lebensweise des Patienten nachvollziehen kann. Hinzu kommt, dass die Beduinenheiler kein festes Entgelt nehmen - manche behandeln gegen Geldspenden, andere nehmen Naturalien an und wieder andere verweigern jegliche Bezahlung, da sie ihre Heilergabe als Geschenk von Allah betrachten. Mittlerweile gibt es auch Heiler, die mit westlich ausgebildeten Ärzten zusammen arbeiten.

Man schickt sich gegenseitig die Patienten, wenn man mit seiner Heilkunde am Ende ist.

Generell kurieren die Beduinen ihre Leiden mit selbst gemachten Arzneien, die aus Pflanzen, Mineralien und tierischen Bestandteilen bestehen.

Bei *arbayn*, arabisch für vierzig, handelt es sich um eine Art Universalheilmittel, das aus vierzig verschiedenen Zutaten besteht und bei fast jedem Krankheitsbild zuerst angewendet wird. Der Beduinenheiler gestern wie heute ist Pflanzenheilkundler, Derwisch, Schröpfer, Bader, Zahnarzt, Amulettschreiber, Prediger, Hebamme, Hüter heiliger Gräber und Apotheker in Personalunion. Er bedient sich dabei verschiedener Techniken von Massagen über Aderlass bis zum Schröpfen - diese Verfahren sollen die Selbstheilungskräfte im Körper stimulieren. Krankheiten werden als von Allah gesendet akzeptiert und nur Allah ist es auch, der letztendlich die Heilung ermöglicht. Insofern kann der Heiler in der Beduinentradition durchaus auch als religiöse Amtsperson betrachtet werden.

Die Kunst des Heilens wird innerhalb der Familie weitergegeben. Am Anfang einer Untersuchung steht stets das Studium des Gesichts, dabei werden die Mimik, aber auch die Augen, untersucht, um der Krankheit auf die Spur zu kommen. Ist der Beduine gleichzeitig ein Derwisch, verfügt er zudem über ausgezeichnete psychologische Kenntnisse. Es ist möglich, dass der Heiler den Kranken in sein Haus mitnimmt, um ihn dort über mehrere Tage hinweg in Ruhe zu kurieren. Unter Umständen wird die Heilung erst dann vollständig, wenn zum Grab eines Heiligen gepilgert wurde.

Meist werden sogar mehrere Grabstätten auf-
gesucht, vor allem bei schweren Krankheiten.
Schließlich holen sich viele Patienten auch bei
westlichen Medizinern eine zweite Meinung ein.

Die Heilkunst der Beduinen ist angepasst an den
Alltag in der Wüste mit ihren harten, lebensfeind-
lichen Bedingungen und basiert auf den Mitteln,
die dort vorgefunden werden.

Kamelmilch

Kamelmilch gilt als das **weiße Gold der Wüste** und
wird seit Tausenden von Jahren von den Beduinen als Nahrungsmittel geschätzt. Kamelmilch
weist nur halb so viel Fett wie Kuhmilch auf, dafür jedoch fünfmal so viel Vitamin C. Daneben
enthält Kamelmilch nur wenig Zucker und auch
die Eiweiße Beta-Kasein und Beta-Lactoglubolin
fehlen vollständig, was bedeutet, dass Menschen
mit einer Milcheiweißallergie die Milch der „Wüs-
tenschiffe" deutlich besser verdauen können.
Auch enthält Kamelmilch weniger Lactose als
Kuhmilch, weshalb auch Personen mit Lactose-
intoleranz auf Kamelmilch zurückgreifen können.
Beduinenärzte verordnen Kamelmilch bei Leberleiden wie Leberzirrhose und Hepatitis. Auch
bei chronischen Darmerkrankungen wie Morbus
Crohn und Colitis sowie bei Magenbeschwerden
wie Gastritis oder Speiseröhrenentzündungen
hilft das weiße Gold der Wüste. Auch Neurodermitis soll durch das Trinken von reichlich Kamelmilch gelindert werden.

Kamelurin

Die Beduinen tranken Kamelurin traditionell als Prophylaxe gegen verschiedene Krankheiten. Vorgebeugt werden sollte damit einer Reihe von Krankheitsbildern vom Herzinfarkt über den Schlaganfall bis hin zur Hepatitis. Auch Ekzeme und Neurodermitis könnten mittels Kamelurin kuriert werden. Zwei Wissenschaftler aus Saudi-Arabien haben angeblich nachgewiesen, dass Kamelurin noch viel mehr kann. So sei Kamelurin in der Lage, das Wachstum mit Krebs befallener Zellen einzudämmen. Derartige Studien konnten allerdings freilich nie verifiziert werden. Übrigens ist man der Ansicht, dass Urin von jungfräulichen Kamelen besonders köstlich und wirksam sei - so kostet jungfräulicher Kamelurin auch ungefähr das Fünffache wie nicht jungfräulicher Urin. Was es tatsächlich mit der angepriesenen Wirkung des Kamelurins auf sich hat, braucht an dieser Stelle indes nicht weiter erklärt zu werden.

Sandbäder

Heißen Sand gibt es in der Wüste zur Genüge und genau dieser wird zu therapeutischen Zwecken eingesetzt. Der Patient wird hierbei komplett in warmen Sand eingegraben, einzig der Schulterbereich und der Kopf schauen heraus. Abhängig vom Beschwerdebild kann es auch vorkommen, dass die Herzgegend ausgespart wird.

Sandbäder helfen bei allen Erkrankungen der Gelenke, des Bewegungsapparates und der Wirbelsäule. Rheuma kann mit Sandbädern ebenso gelindert werden wie ein Hexenschuss oder Ischias.

Auch bei Krämpfen und Verspannungen werden Sandbäder mit Erfolg eingesetzt. Bäder in heißem Wüstensand helfen ferner bei diversen Frauenleiden, bei Harnwegsinfekten und bei einigen seelischen Leiden.

Grundlage der Therapie ist die Tatsache, dass Sand ein ausgezeichneter Wärmeleiter ist, die im Sand gespeicherte Wärme wird langsam und schonend an den Körper abgegeben. Bei einem Sandbad handelt es sich außerdem um trockene Wärme, die für den Kreislauf weniger belastend ist als feuchte Wärme und zudem von den meisten Menschen als angenehmer empfunden wird. Weiterhin kann mittels Sandbädern nicht nur lokal, sondern auch großflächig behandelt werden. Ferner ist Sand individuell modellierbar, gibt dem Körper jedoch nichtsdestotrotz ausreichenden Halt.

Die Wärme bewirkt eine gesteigerte Durchblutung im Organismus, wodurch Schmerzen gelindert und Verspannungen gelöst werden können. Durch die gesteigerte Durchblutung und das damit einhergehende Schwitzen werden Schlacken- und Abfallstoffe aus dem Körper transportiert. Sandbäder sind jedoch nicht nur Balsam für den Körper, sondern auch für die Seele - die angenehme Wärme ermöglicht eine Tiefenentspannung - Körper, Geist und Seele können so zur Ruhe gelangen. Mittlerweile wird die Sandtherapie (wissenschaftlich auch als **Psammotherapie** bezeichnet – das griechische Wort **Psammos** bedeutet Sand) auch im Westen angewendet.

Guavenblätter

Die Echte Guave (lat. **Psidium**) ist eine Pflanzenart aus der Familie der Myrtengewächse (lat. **Myrtaceae**). Der Guavenbaum erreicht Wuchshöhen bis zu 13 Meter. Guaven sind reich an Vitaminen aus dem B-Komplex - allen voran an Vitamin B 2, B 3, B 5 und B 6. Während Vitamin B 2, B 3 und B 5 am Energiestoffwechsel beteiligt sind, unterstützen Vitamin B 2, B 3 und B 6 die Funktion des Nervensystems. Vitamin B 6 ist ferner an der Blutbildung beteiligt, weiter wirkt das Vitamin entscheidend am Eiweiß- und Glykogenstoffwechsel mit. Insgesamt sind die B-Vitamine wichtig für ein starkes Nervensystem, außerdem dienen sie der Gesundheit von Haut und Haaren.

Guavenblätter werden in der Beduinenmedizin bei Verdauungsbeschwerden und Atemwegserkrankungen eingesetzt. Hierzu wird ein Teeaufguss bereitet. Außerdem werden die Blätter auch gekaut, um Zähne und Zahnfleisch gesund zu erhalten, gleichzeitig wird das Zahnfleisch desinfiziert und auf diese Weise bakteriellen Erkrankungen vorgebeugt.

Ein Aufguss aus Guavenblättern sorgt für dickes und glänzendes Haar. Zur Herstellung eines Haarwassers lässt man eine Handvoll Guavenblätter in einem Liter Wasser etwa 20 Minuten kochen. Nach dem Abkühlen und Abseihen massiert man die Lösung sanft in die Kopfhaut ein. Nach einigen Anwendungen kann man sich über festeres Haar freuen, auch Haarausfall wird auf diese Weise vorgebeugt.

Ather

Der unscheinbare Wüstenstrauch wird eingesetzt, um Magenschmerzen und Durchfall zu kurieren. Ein paar Zweige werden in kochendes Wasser geworfen und zu einem Tee aufgekocht, der anschließend in kleinen Schlucken getrunken wird. Der Name *Ather* bedeutet übrigens Arteriosklerose, was auch das Hauptanwendungsgebiet des Strauchs darstellt.

Babounej (Kamille)

Kamille enthält als wirksame Inhaltsstoffe vorwiegend ätherisches Öl, weiter Sesquiterpenlactone, Flavonoide und Schleimstoffe. Kamille wird vorwiegend bei Beschwerden im Magen- und Darmbereich, wie Gastritis (Magenschleimhautentzündung), Krämpfen im Magen- und Darmbereich sowie bei Entzündungen im Darmbereich eingesetzt. Üblicherweise wird Kamille als Tee bereitet, hierzu werden die Blüten verwendet.

Sakaran (Bilsenkraut)

Das schwarze Bilsenkraut (lat. *Hyoscyamus niger*) gehört zur Familie der Nachtschattengewächse (lat. *Solanaceae*). Die ganze Pflanze ist stark giftig - Hauptwirkstoffe und gleichzeitig giftige Bestandteile sind die Alkaloide Hyoscyamin und Scopolamin. Bilsenkraut hat eine lange Tradition in der Verwendung als Rauschmittel. Die nicht ungefährliche Pflanze, die in zu hoher Dosis starke Nebenwirkungen haben kann, wird bei den Beduinen mit Tabak gemischt und geraucht, um Asthma zu lindern. Hier macht man sich die krampflösende Wirkung des Bilsenkrauts zunutze. Von Selbstversuchen mit Bilsenkraut ist jedoch dringend abzuraten, insbesondere da die Grenze zwischen berauschender und toxischer Wirkung sehr eng ist.

Mardaquoush (Salbei)

Salbei wird bei den Beduinen gerne als Küchenge-
würz verwendet, er kommt jedoch auch als Heilmittel zum Einsatz.

Die Hauptkomponente der Salbeiblätter ist ätherisches Öl (Thujon, Cineol), das den Blättern u. a.
seine aromatische Note gibt. Außerdem enthält
Salbei Gerbstoffe, Bitterstoffe und Flavonoide.

Dank der verschiedenen Inhaltsstoffe besitzt
Salbei ein breites Wirkspektrum. Er wirkt v. a.
entzündungswidrig, antimikrobiell, wundhei-
lend und schweißhemmend. Darüber hinaus hat
er eine verdauungsfördernde, galleanregende,
krampflösende, blähungswidrige und durchfall-
hemmende Wirkung. Die Pflanze wird v. a. bei
Entzündungen im Mund- und Rachenraum sowie
bei Zahnfleischentzündungen eingesetzt. Bei Beschwerden wie Heiserkeit und Halsschmerzen ist
der Echte Salbei das bekannteste und bewährteste
natürliche Heilmittel.

Er findet hier aufgrund seiner entzündungshemmenden und antibakteriellen Wirkung v. a. in
Form von Gurgelwasser, Extrakten und Tee Verwendung. Salbei festigt zudem die Zähne und besitzt dabei eine schleimhautberuhigende, desinfizierende und entzündungshemmende Wirkung
auf das Zahnfleisch.

Weiter hilft Salbei bei Verdauungsstörungen, Blähungen, Entzündungen der Darmschleimhaut
und bei Durchfällen.

Als Antihydrotikum (schweißhemmendes Mittel) hat sich Salbei bei übermäßiger Schweißbildung bewährt – z. B. bei Nachtschweißbildung bei Tuberkulose und anderen Infektionskrankheiten sowie bei psychosomatisch bedingter übermäßiger Schweißbildung.

Ja'deh (Gamander)

Die verschiedenen Gamander-Arten gehören zur Familie der Lippenblütler (lat. *Lamiaceae*). Die Beduinen verwenden die Zweige dieser Pflanze, sie setzen den Gamander u. a. bei Fieber und Erkältungskrankheiten ein. In der Naturheilkunde werden dagegen heutzutage die Blätter und das Kraut als wirksame Bestandteile angesehen, das Hauptanwendungsgebiet sind heute Magenbeschwerden.

Hneedyed (Salvia fruticosa)

Der Griechische Salbei (lat. *Salvia fruticosa*) ist im östlichen Mittelmeerraum und Nordafrika beheimatet. Die Pflanze gehört zur Familie der Lippenblütler (lat. *Lamiaceae*).

Die frischen grünen Zweige werden in der Beduinenheilkunde zu einem Tee aufgebrüht und bei Magenschmerzen und Verstopfung verabreicht.

Daneben wird Griechischer Salbei auch in der Küche geschätzt. Auch bei muslimischen Ritualen – v. a. bei Geburten, Hochzeiten und Beerdigungen – spielt Griechischer Salbei eine große Rolle.

Eine Kreuzung zwischen Griechischem Salbei und Echtem Salbei nennt man *Silberblattsalbei*.

Sheeh (Wermut)

Wermut (lat. *Artemisia*) ist eine Pflanzenart aus der Gattung der Korbblütler (lat. *Asteraceae*). Wermut ist in Nordafrika und Eurasien beheimatet, er wächst bevorzugt auf trockenen oder auf sandig-tonigen Böden. Wermut enthält v. a. Bitterstoffe aus der Gruppe der Sesquiterpenlactone, daneben ätherisches Öl und kleine Mengen Flavonoide.

In der Beduinenmedizin werden frische Wermutzweige zusammen mit Olivenöl in einen Mörser gegeben und dann zu einer Paste verarbeitet. Mit der Paste werden offene Wunden bestrichen, anschließend wird ein Verband umgelegt.

Zater (Thymian)

Thymian (lat. *Thymus*) gehört zur Familie der Lippenblütler (lat. *Lamiaceae*). Die Verbreitungsgebiete liegen in Afrika, Europa und im gemäßigten Asien. Für die Wirkung des Thymians ist hauptsächlich ätherisches Öl verantwortlich.

Thymian wird in der orientalischen Küche gerne und häufig eingesetzt. Angerührt mit Olivenöl, ergibt das Gewürz eine delikate Paste, die auf Teigfladen gestrichen und anschließend im Ofen gebacken wird. Als Teeaufguss aus frischem oder getrocknetem Kraut nutzen die Beduinen Thymian, um Hals- und Rachenprobleme zu behandeln. Auch hartnäckiger Husten wird erfolgreich mit Thymian geheilt.

Massbowah

Massbowah ist eine Mischung aus insgesamt sieben Kräutern, darunter Thymian. Es handelt sich dabei um eine Art Universalheilmittel, das bei leichteren Beschwerden wie Erkältungskrankheiten, Magenschmerzen und leichtem Fieber eingesetzt wird.

Sanoot (Anis)

Anis (lat. *Pimpinella anisum*) gehört zur Familie der Doldenblütler (lat. *Apiaceae*).

Für die Wirkung der Pflanze - eingesetzt werden die Früchte - ist v. a. ätherisches Öl verantwortlich. Anis wird aufgrund seiner krampflösenden, blähungstreibenden und verdauungsfördernden Wirkung vornehmlich bei Magen-Darm-Beschwerden wie Krämpfen und Blähungen eingesetzt. Wegen seiner schleimlösenden Wirkung wird Anis jedoch auch bei Husten eingesetzt.

Nana (Minze)

Die Nanaminze ist nicht mit der Echten Pfeffer-minze zu verwechseln – Als Nanaminze werden meist drei verschiedene Minzarten bezeichnet. Hierbei handelt es sich um die Marokkanische Minze (lat. *Mentha spicata var. Crispa*), die *„rich-tige" Nana-Minze* (lat. *Mentha spicata var. Crispa „Nane"*) sowie um eine Züchtung, die nur vegeta-tiv vermehrbar ist.

Der Anblick eines Minzzweiges in einem Glas schwarzem Tee ist im Orient sehr gängig – der Tee wird besonders gerne mit reichlich Zucker getrunken.

Bei Erkältungskrankheiten und einem Gefühl des Unwohlseins hilft oft schon ein Glas Beduinentee, um eine Besserung der Beschwerden zu erfahren. Auch bei Magen-Darm-Beschwerden wie Übel-keit, Brechreiz und Gastritis wird die Nanaminze erfolgreich angewendet.

Die Minze wird als Gewürz auch zahlreichen Speisen zugegeben, insbesondere Salaten. Im Gegensatz zu Deutschland wird die Minze in Nordafrika und in Vorderasien fast ausschließlich als frisches Kraut – also nicht getrocknet – genutzt.

Thum (Knoblauch)

Knoblauch (lat. *Allium*) gehört zur Familie der Amaryllisgewächse (lat. *Amaryllidaceae*). Für die Wirkung des Knoblauchs sind hauptsächlich schwefelhaltige Verbindungen verantwortlich.

Roh gegessen, wird Knoblauch hauptsächlich zur Prävention von Erkältungskrankheiten eingesetzt. Daneben wird es von den Beduinen jedoch auch benutzt, um Bluthochdruck zu senken.

Auch in der Küche des Orients genießt Knoblauch einen hohen Stellenwert.

Ausaj

Alle Teile dieses Strauchs mit den dünnen Zweigen - von den Wurzeln bis zu den Beeren - werden in der Beduinenmedizin gegen diverse Beschwerden genutzt. Dabei glaubt man, dass die Pflanze unter dem Schutz der *Dschinn* steht. Wer auch immer den Strauch beschädigt, wird in der Nacht heimgesucht und sogar von üblen Wesenheiten gefoltert. Wenn Beduinen sich dieser Pflanze nähern, zitieren sie Schutzformeln und bitten Allah um Hilfe.

Steppenraute

Die Steppenraute (lat. **Peganum harmala**) kommt v. a. in Wüsten, Halbwüsten und Steppen vor. Ursprünglich ist die Pflanze in Mauretanien, Spanien und in Nordafrika von Marokko bis Ägypten beheimatet, außerdem auf der Arabischen Halbinsel und in Ost- und Südosteuropa.

Die Steppenraute - auch Harmelraute genannt - enthält Alkaloide (sogenannte Harmanalkaloide), aufgrund deren die Steppenraute als eines der ältesten Halluzinogene und Heilmittel gilt.

Bei der Steppenraute, einer buschigen Staude, handelt es sich ebenfalls um eine Art Allzweckheilmittel der Beduinen. Die Pflanze nimmt eine wichtige Rolle bei Ritualen und Zeremonien ein, da sie ebenfalls ein populäres Räuchermittel ist. Dabei ist der psychoaktive Effekt durchaus gewollt, um sich leichter in einen Zustand der Trance zu versetzen. Als Arznei wirkt die Steppenraute antidepressiv, beruhigend, halluzinogen, aphrodisierend, harntreibend und verdauungsfördernd.

Prophetenmedizin

Muslime glauben, dass der Körper die Leihgabe Allahs ist. Dies beinhaltet die Verpflichtung, den Körper zu pflegen sowie ihn gesund und rein zu halten. Für fast jede Krankheit gibt es eine Medizin, betont der Prophet in einem *Hadith*, denn Allah habe keine Krankheit herabgesandt, ohne auch gleichzeitig für ein Heilmittel zu sorgen.

Im neunten Jahrhundert stellten Gelehrte zum ersten Mal Aussprüche und Begebenheiten aus dem Leben des Propheten rund um medizinische und hygienische Fragen zusammen. Diese Kapitel der *Hadith-Sammlungen* werden *Buch der Medizin*, *Kitab at-Tibb*, genannt.

Hadith: Der Begriff Hadith (der Plural ist im Deutschen Hadithe) bezeichnet die Überlieferungen der Aussprüche und Handlungen des Propheten Mohammed sowie der Aussprüche und Handlungen Dritter, die dieser gebilligt haben soll. Die große Bedeutung der Hadithe im Islam ergibt sich daraus, dass die Handlungsweisen des Propheten normativen Charakter besitzen.

Ab dem zehnten Jahrhundert erschienen die medizinischen Anweisungen nicht mehr innerhalb der religiösen Veröffentlichungen, sondern wurden zu eigenständigen Büchern mit Titeln wie *„Die Medizin des Propheten", „Tibb an-nabawi"*, zusammengetragen. In späteren Jahrhunderten entstanden eigenständige Veröffentlichungen zu dem Themenkreis, darüber hinaus sind in vielen Werken arabischer und persischer Ärzte die Ratschläge des Propheten eingegangen, daraus werden Heil- und Lebensweisen abgeleitet. Als wichtigstes Werk ist hier das Buch von **Ibn al-Qayim** aus dem 14. Jahrhundert zu nennen.

Ibn Qayim: 1292-1350, sunnitischer Gelehrter und Schriftsteller. Er schrieb u. a. viele Bücher zur Prophetischen Medizin.

Im 18. Jahrhundert versuchten muslimische Ärzte in Indien, die Prophetenmedizin mit dem Ayurveda zu vereinbaren. Kritik kam jedoch auch aus den eigenen Reihen. **Ibn Khaldun**, der berühmte Gelehrte des späten 14. Jahrhunderts, sah in der Prophetenmedizin mehr eine Sammlung von Heilmitteln und Ritualen aus der Beduinenkultur und nicht eine göttliche Offenbarung. Gemäß seiner Auffassung sei der Prophet nicht gesandt worden, um Medizin zu lehren, sondern, um den Menschen die Religion nahe zu bringen.

In der Tat wird in der Prophetenmedizin das Rad nicht neu erfunden. Die Nähe zur griechischen Medizin, die damals im Orient gängige Praxis war und die kontinuierlich weiter entwickelt wurde, ist auch in den Anweisungen des Propheten Mohammed unübersehbar.

Ibn Khaldun: 1332-1406, arabischer Historiker und Politiker.

Die Lehre von den sieben naturgegebenen Dingen, die aus der galenischen Lehre stammt, sind fest in der Prophetenmedizin verankert, ebenso die sechs nicht naturgegebenen Dinge. Zur ersten Gruppe zählen die vier Elemente, die vier Säfte, die neun Temperamente, die Hauptorgane Herz, Leber und Gehirn, die den Organen innewohnenden Kräfte, die Pneumatik und die physiologischen Funktionen. Als nicht naturgegeben gelten die Luft, Speisen und Getränke, Ruhe und Bewegung, Wachen und Schlafen, körperliche Ausscheidungen sowie Gemütsbewegungen. Die nicht naturgegebenen Dinge kann der Mensch selbstständig regulieren und auf diese Weise das Gleichgewicht im Organismus bewahren.

Es wäre jedoch zu einfach, Koran und *Hadithe* nur als eine rein religiöse Angelegenheit zu betrachten. Dem Propheten Mohammed ist es vielmehr gelungen, auf diese Weise Grundlagen für alle Aspekte des Lebens und vor allem für das Zusammenleben zu schaffen.

Hadith: Der Begriff Hadith (der Plural ist im Deutschen Hadithe) bezeichnet die Überlieferungen der Aussprüche und Handlungen des Propheten Mohammed sowie der Aussprüche und Handlungen Dritter, die dieser gebilligt haben soll. Die große Bedeutung der Hadithe im Islam ergibt sich daraus, dass die Handlungsweisen des Propheten normativen Charakter besitzen.

Indem er die Sorge für den Körper zur Pflicht eines Muslims macht, löst er den Menschen aus der Abhängigkeit von Ärzten und gibt ihm die Selbstverantwortung für seine Gesundheit. Gemäß islamischer Auffassung weist Allah immer den Weg aus Leid und Krankheit, aber nur unter der Prämisse, dass die Menschen sich auch auf die Suche nach Heilung machen. Wissen und Kenntnisse einzufordern, das ist eine grundlegende Anweisung des Propheten an alle Muslime, nicht nur im Bereich der Medizin.

Abweichungen vom griechischen Denken bestehen in der Einteilung von Speisen in *reine (halal)* und *unreine (haram)* Lebensmittel sowie die Rolle Allahs als Entscheider über Gesundheit und Krankheit. Abgelehnt wird ebenfalls die Theorie von der Erschaffung des Menschen aus den vier Elementen. Muslime glauben, dass nur der Teufel aus Feuer erschaffen ist, der Mensch hingegen aus Erde.

Die *Hadithe* enthalten allgemeine Gesundheitsregeln, so warnt der Prophet davor, in Gebiete zu reisen, in denen aktuell eine Epidemie ausgebrochen ist. Kranken wird empfohlen, bestimmte Ärzte aufzusuchen, die auf das jeweilige Leiden spezialisiert sind. Dem Propheten ging es vor allem um Prävention, so rät er zu einer ausgewogenen und mäßigen Ernährung, um die Vitalfunktionen zu unterstützen. Nur ein Drittel des Magens möchte er mit Nahrung gefüllt sehen, im zweiten Drittel soll Wasser sein - der Rest des Magens sollte dagegen leer bleiben, u. a., damit ein unbeschwertes Atmen möglich sei.

Im Koran selbst finden sich keine medizinischen Sachverhalte, trotzdem werden hier heilende Aspekte aufgezeigt, die eine positive Auswirkung auf die Gesundheit haben. So sorgen hygienische Vorschriften nicht nur für Reinheit beim Gebet, sondern auch nach dem Geschlechtsverkehr oder während der Monatsblutung. Auch das Verbot, Schweinefleisch zu essen, schone ebenso die Gesundheit wie die Aufforderung, sich von Alkohol, Rauschmitteln und vom Glücksspiel fernzuhalten. Das Fasten, die dritte Säule des Islam, ist weitaus mehr als nur eine religiöse Pflicht, sondern es dient auch der Prävention von Krankheiten. So sagte der Prophet: *„Fastet und ihr bleibt gesund"*.

Allgemein wird von Krankheiten des Herzens, womit psychisch-seelische Leiden gemeint sind, und von Krankheiten des Körpers gesprochen. Es kam oft vor, dass Menschen den Propheten konsultierten und um Heilung und Unterstützung bei einer Krankheit baten. In vielen Fällen erfolgte eine Heilung der Krankheit. So gelang es laut einer Überlieferung, mittels Rezitation von Suren aus dem Koran, einen Beduinen von Anfällen zu heilen, die dem Krankheitsbild der Epilepsie entsprachen.

Die Art Medizin, die der Prophet und sein Umfeld zu sich nahmen, entsprach dagegen nicht der damals populären Mischung namens **Aqrabathayn**, wie sie gerne von Ärzten verordnet wurde.

Vielmehr wurde meist eine Medizin verabreicht, die nur aus einem einzigen Mittel bestand, es wurde höchstens noch eine Zutat beigemischt, bspw., um einen bitteren Geschmack abzumildern.

Diese Heilkunde basierte auf Beobachtungen und Erfahrungswerten. So leckten Katzen Lampenöl, - das damals pflanzlichen Ursprungs war - nachdem sie eine giftige Beute gefressen hatten, infolgedessen kamen sie ohne jeden Schaden davon. Schlangen, deren Sehkraft nach der Winterruhe abnahm, wischten ihre Augen an Fenchel ab und Vögel, die an Verstopfung litten, wussten sich durch das Trinken von Meerwasser zu helfen.

Der Prophet empfahl, Fieber mit Wasser zu kühlen, weiter verwendete er zur Blutstillung bei Wunden die Asche von Palmzweigen. Bei Ischias sollte das aus dem Schwanz eines Schafes gewonnene Fett getrunken werden.

Papyrus wurde indes schon von den Ägyptern zur Wundversorgung angewendet, Schaffett ist ein altes Heilmittel der Beduinen. Neu an der Prophetenmedizin ist jedoch, dass traditionelle Heiltechniken mit Spiritualität in Kontext gesetzt werden. So wurde der Prophet von einem Skorpion gestochen, er pflegte die Wunde mit Salzwasser. Währenddessen rezitierte er die Koransuren 112, 113 und 114, wobei es sich um eine Abfolge handelt, die nicht zufällig gewählt war - diese Abfolge berührt vielmehr alle Aspekte ganzheitlicher Heilung, die auf tiefem Glauben und Ehrfurcht vor Gott beruhen. Die Sure 112 bekräftigt die Einheit Gottes und leugnet alle Arten von Zauberei. Allah ist der Überlegene, der bei jedem Anliegen um Hilfe gebeten werden kann. Sure 113 und 114 bekräftigen diese Zuflucht zu Allah, vor allem vor dunklen Mächten, aber auch vor anderen Menschen sowie vor dem *Dschinn*.

Es handelt sich dabei also um einen kompletten energetischen Schutzschild.

Im Rahmen der Prophetenmedizin ist es besonders interessant, einen Blick auf die *„Superfoods"* zu werfen, die im Koran und in der *Sunna*, der Lebensweise des Propheten, überliefert sind.

Honig

„Aus ihren (Bienen) Leibern kommt ein Trank, mannigfach an Farbe. Darin ist Heilung für die Menschen. Wahrlich, hierin ist ein Zeichen für Leute, die nachdenken." (Sure 16:69)

Honig verdankt seine heilende Wirkung maßgeblich entzündungshemmenden, antioxidativen, antimykotischen und antibakteriellen Eigenschaften. Im noch unreifen Honig werden kleine Mengen Wasserstoffperoxid gebildet, welches eine antibakterielle Wirkung entfaltet.

Im ausgereiften Zustand sorgt die hohe Zuckerkonzentration im Honig dafür, dass Pilze, Bakterien und andere Parasiten keine Chance haben und einfach absterben – dies geschieht dadurch, dass Zucker das überschüssige Wasser bindet, ohne welches die schädlichen Mikroorganismen nicht überleben können. Zudem wirken sekundäre Pflanzenstoffe wie Polyphenole und Flavonoide antioxidativ.

<u>Sunna:</u> (arabisch: Brauch, gewohnte Handlungsweise). Im Laufe der Formierung des Islams erhielt der Begriff eine religiöse Bedeutung, indem er zur Kurzbezeichnung für die zu befolgende Handlungsweise des Propheten wurde.

Honig verhindert weiter, dass pathogene Bakterien sich im Körper gruppieren und Biofilme bilden, mit deren Hilfe sie kommunizieren können. Aufgrund dieser Eigenschaften hat Honig sich als Heilmittel z. B. bei Husten bewährt. Gemäß einer Studie reicht bereits ein Teelöffel Honig in warmem Wasser gelöst aus, um Hustenreiz spürbar zu lindern.

In Dubai haben Forscher herausgefunden, dass schuppige Haut, die mit starkem Juckreiz einhergeht, ebenso wie Herpes mit Honig behandelt werden kann. Hierfür wird Honig mit etwas warmem Wasser vermischt, auf die betroffenen Hautpartien aufgetragen und mindestens drei Stunden einwirken gelassen. Bereits nach einer Woche tritt eine deutlich wahrnehmbare Linderung der Symptome auf.

Aus Ägypten stammt eine weitere Studie, bei der die Auswirkungen von Honig auf den Magen-Darmtrakt untersucht wurden. 50 von 100 Kindern, die unter akutem Durchfall und Brechreiz litten, erhielten eine Flüssigkeit, in der neben Zucker und Salz auch Honig enthalten war. Die andere Gruppe erhielt nur die Lösung ohne Honig. Die Beschwerden der Kinder, die den Honig erhalten hatten, verschwanden recht schnell, die zweite Gruppe hatte einen deutlich längeren Genesungsprozess.

Wissenschaftlern aus dem Iran gelang es, die antimykotische Wirkung von Honig bei Scheidenpilz zu beweisen. Allerdings kann hier nur von einer adjuvanten (unterstützenden) Behandlung ausgegangen werden. Honig hilft weiterhin als Präbiotikum, die Darmflora gesund zu halten.

Feigen und Oliven

„Bei der Feige und der Olive! Beim Berge Sinai! Und bei dieser Stadt der Sicherheit! Wir erschufen den Menschen gewiss in schönster Gestalt." (Sure 95:1–4)

Diese Sure wartet gleich mit zwei Superfoods auf – mit Oliven und Feigen.

Oliven

Oliven sind reich an Kupfer, welches dabei hilft, Enzyme aufzubauen, die an der Blutbildung, am Nervenzellaufbau und am Knochenstoffwechsel beteiligt sind. Ohne Kupfer kann der Organismus auch das wichtige Eisen nicht aktivieren, das ebenfalls in Oliven enthalten ist.

Der Calciumanteil ist in Oliven (prozentual gesehen) nahezu genauso hoch wie in Milch, außerdem steckt in Oliven Folsäure, weiter die Vitamine B 2, A und E sowie diverse Carotinoide, was besonders die Augen freut.

Der Bitterstoff Oleuropein ist indes nur in den Olivenblättern enthalten. Oleuropein hilft gegen Bluthochdruck, indem er die Gefäße weitet. Oleuropein wirkt ferner gegen Bakterien, Viren und Parasiten, wodurch das gesamte Immunsystem gestärkt wird. Ferner senkt Oleuropein den Blutzuckerspiegel sowie das Krebsrisiko.

Der in Oliven enthaltene Wirkstoff Hydroxytyrosol gehört zur Familie der Polyphenole und wirkt etwa hundertmal so stark antioxidativ wie Vitamin C. Hydroxytyrosol stärkt weiter das Immunsystem, indem es Parasiten und Krankheitserreger abtötet, so kann der Wirkstoff u. a. die Bakterienarten Staphylokokken und Escherichia coli bekämpfen.

Hydroxytyrosol dient ferner der Prävention von Herz-Kreislauf-Erkrankungen – so hemmt Hydroxytyrosol bspw. die Thrombozytenaggregation und wirkt durch seine antioxidativen Effekte protektiv auf die Gefäße. Die antioxidative Wirkung des Hydroxytyrosols spielt auch eine Rolle in der Prävention bestimmter Krebserkrankungen.

Hydroxytyrosol hält ferner den Alterungsprozess auf und soll sogar vor Alzheimer schützen.

Hydroxytyrosol und Oleuropein wirken synergistisch - zusammen weisen sie ein umfassendes Wirkungsspektrum insbesondere für Herz, Gefäße, Blutdruck, Fettstoffwechsel sowie in der Vorbeugung von Krebserkrankungen auf.

Ein weiterer wertvoller Wirkstoff ist das Polyphenol Oleocanthal - dieser Inhaltsstoff ist ausschließlich in den Steinfrüchten enthalten und wirkt laut Studienergebnissen US-amerikanischer Forscher ähnlich stark antiphlogistisch wie Ibuprofen, allerdings ohne entsprechende Nebenwirkungen. Oleocanthol beugt auch Entzündungen und Krebserkrankungen vor - Neueste Forschungen haben etwa ergeben, dass Krebszellen eine halbe Stunde nach Kontakt mit diesem Stoff absterben.

Das Fett der Olive besteht hauptsächlich aus der einfach ungesättigten Fettsäure Ölsäure. Ölsäure senkt das schlechte LDL-Cholesterol und erhöht gleichzeitig das gute HDL-Cholesterol. Auf diese Weise kommt es zum Schutz vor Arteriosklerose und zur Verbeugung von Herz-Kreislauf-Erkrankungen. Außerdem hilft die Ölsäure, Leberschäden vorzubeugen und in gewissem Maße auch zu kurieren.

Feigen

Feigen schmecken nicht nur köstlich, sondern sie sind auch sehr gesund. So enthalten sie ein wahres Füllhorn an Vitaminen und Mineralstoffen. Vitamin A bspw. unterstützt nicht nur die Augen, sondern auch die Haut sowie die Schleimhäute. Verschiedene B-Vitamine regulieren den Stoffwechsel und stärken die Nerven. Das Herz freut sich dagegen über den hohen Anteil an Magnesium und Kalium - die Mineralstoffe wirken blutdrucksenkend und schützen das Herz. Magnesium ist außerdem an zahlreichen Stoffwechselvorgängen im Körper beteiligt, so fördert es bspw. die Zellregeneration und sorgt für einen ausgeglichenen Energiehaushalt.

Viele Ballaststoffe sorgen dagegen für eine gute Verdauung und ein rasches Sättigungsgefühl. Biotin sorgt für strahlende Haut, gesunde Haare und starke Nägel. Folsäure ist wichtig für die Blutbildung und Voraussetzung für die Zellteilung.

Datteln, Trauben und Granatäpfel

„...und aus den Dattelpalmen, aus ihrem Blütenstand (haben wir hervorgebracht) herunterhängende Dattelbüschel und Dschannat mit Trauben, Oliven und Granatäpfeln - einander ähnelnd und nicht ähnelnd." (Sure 6:99)

Datteln

Datteln liefern aufgrund ihres hohen Zuckeranteils eine rasche, aber zugleich lang anhaltende Energiezufuhr, was sie zu einem idealen Snack für zwischendurch sowie für Sportler macht. Dabei sind Datteln im Verhältnis zu normalen Süßigkeiten relativ kalorienarm – aufgrund der enthaltenen Kohlenhydrate fördern sie zudem die Konzentration und Leistungsfähigkeit. Die Dattel ist eine der kaliumreichsten Früchte der Welt, 100 Gramm Datteln enthalten bis zu 790 mg Kalium - das ist doppelt so viel Kalium, wie die Banane birgt.

Daneben ist die Frucht reich an Eisen und Zink, was sie zu einem basischen Lebensmittel macht. Die enthaltenen B-Vitamine wirken sich positiv auf das Nervensystem und den Stoffwechsel aus. Die in Datteln enthaltene Aminosäure Tryptophan ist eine Vorstufe von Serotonin - Serotonin gilt als Glückshormon, wodurch trübe Stimmung aufgehellt wird und Depressionen gelindert werden können. Aus diesem Grund wird Tryptophan auch als „natürliches Antidepressivum" bezeichnet. Tryptophan wird im Gehirn auch zu Melatonin umgewandelt. Dieses Hormon wirkt beruhigend und fördert einen erholsamen Schlaf.

Trauben

Trauben schmecken nicht nur vorzüglich, sondern sind auch Alleskönner in Bezug auf unsere Gesundheit. So eignet sich beispielsweise eine Traubendiät hervorragend zur Gewichtsreduktion - vor allem im Herbst, zur Erntezeit, bietet sich eine Traubenkur an, die uns fit macht für die kalte Jahreszeit. Aber Trauben haben noch mehr zu bieten: Die Schalen der Trauben sind reich an Ballaststoffen, wodurch eine gesunde Verdauung gefördert wird. Trauben enthalten zudem große Mengen der Mineralstoffe Magnesium und Kalium. Und besonders rote Trauben enthalten Polyphenole, das sind Farbstoffe, die Herz und Kreislauf schützen.

Neueren Forschungen zufolge erhöhen Trauben aufgrund ihrer basischen Wirkung den pH-Wert im Urin. Auf diese Weise wird der Körper dabei unterstützt, Stoffwechselschlacken besser zu lösen und anschließend auszuscheiden.

Zu den Stoffwechselschlacken zählen zum Beispiel Harnsäurekristalle, die zu Ablagerungen in den Gelenken und langfristig zu Gicht und Rheuma führen können. Der regelmäßige Verzehr von Trauben schützt nicht nur vor diesen Krankheiten, sondern kann auch bei akuten Anfällen von Gicht und Rheuma zu einer Linderung der Symptome beitragen. Studien haben festgestellt, dass die in Trauben enthaltenen sekundären Pflanzenstoffe OPC (Oligomere Proanthocyanidine) in der Lage sind, einen erhöhten Harnsäurespiegel zu reduzieren.

Granatapfel

Kaum eine andere Frucht ist in den letzten Jahren so oft Gegenstand wissenschaftlicher Studien gewesen wie der Granatapfel. Die Ergebnisse sind erfreulich - so zeigen sich positive Wirkungen auf das Herz-Kreislauf-System, den Zellstoffwechsel sowie auf den Blutzucker. Granatäpfel können laut Forschungen auch Krebserkrankungen vorbeugen, vor allem im Bereich der Geschlechtsorgane. Auch bei Wechseljahrsbeschwerden hat sich die Frucht bewährt. Daneben beugen Granatäpfel oxidativem Stress vor. Dieser spielt bei der Entstehung von Herz-Kreislauf-Erkrankungen, Krebs und auch bei Krankheiten wie Arteriosklerose und Rheuma eine große Rolle. Auch bei Alzheimer sowie bei anderen neurodegenerativen Krankheiten wird oxidativer Stress als einer der begünstigenden Faktoren angesehen. Ferner soll der Granatapfel bei Übergewicht, Erektionsstörungen sowie Leberleiden helfen. Das breite Wirkungsspektrum von Granatäpfeln lässt sich jedoch nicht an einem einzelnen Inhaltsstoff festmachen, sondern die Kraft der Frucht liegt am Zusammenspiel all seiner Bestandteile. Besonders stechen hierbei sekundäre Pflanzenstoffe wie antioxidativ wirkende Polyphenole, Flavonoide und Gerbstoffe hervor. Hierbei ist der Anteil der Antioxidantien in der Schale am höchsten. Auch die Konzentration von Vitamin C, B-Vitaminen, Eisen und Kalium ist in Granatäpfeln recht hoch. Außerdem enthalten Granatäpfel pflanzliche Hormone – sogenannte Phytoestrogene – welche u. a. für die Linderung von Wechseljahrsbeschwerden verantwortlich sind.

Ingwer

„Und es wird ihnen dort ein Becher zu trinken gereicht werden, dem Ingwer beigemischt ist." (Sure 76:17)

Die wirksamen Inhaltsstoffe befinden sich im Wurzelstock, bei den Wirkstoffen handelt es sich v. a. um Scharfstoffe (Gingerol) und ätherisches Öl (Zingiberen, Curcumen).

Der Geschmack des Ingwers ist brennend scharf, wodurch uns die Knolle von innen wärmt. Die wärmende Wirkung des Ingwers kommt uns nicht nur an kalten Wintertagen zugute - durch die wärmende Wirkung werden die Verdauung, die Durchblutung und der Stoffwechsel angekurbelt, die Wärmeproduktion des Körpers steigt, weshalb der Organismus dazu angeregt wird, Giftstoffe auszuleiten. Der regelmäßige Verzehr von Ingwer hilft auch dabei, die Leber gesund zu erhalten und deren Leistungsfähigkeit zu steigern.

Daneben stärkt Ingwer das Immunsystem, Erkältungskrankheiten wird durch regelmäßiges Trinken von Ingwertee effektiv vorgebeugt. Die ätherischen Öle im Ingwer sorgen dafür, dass die Schleimhäute besser durchblutet werden, weiter werden die Abwehrkräfte aktiviert.

Doch die Wurzel kann noch mehr. Das körpereigene Enzym Cyclooxygenase ist für die Entstehung von Schmerzen verantwortlich. Ingwer hemmt die Cyclooxygenase im Körper in gleicher Weise wie etwa die Schmerzmittel Acetylsalicylsäure (*Aspirin*®) oder Diclofenac. Auf diese Weise entfaltet die Ingwerwurzel hervorragende entzündungshemmende und schmerzstillende Effekte. Die Wirksamkeit der Ingwerwurzel hat sich besonders bei Muskelschmerzen, aber auch bei Arthrose, Rheuma und Arthritis gezeigt. So haben dänische Forscher festgestellt, dass Präparate mit Ingwer in der Lage sind, durch Arthrose hervorgerufene Schmerzen abzuschwächen.

Die Inhaltsstoffe aus der Wurzel lindern ferner Übelkeit und Brechreiz, indem die Serotonin-Rezeptorionenkanäle angeregt werden. Gerade Seekrankheit und Reiseübelkeit kann durch entsprechende zeitige Gabe von Ingwerwurzel sehr effektiv vorgebeugt werden. Weiter geben Forschungen Anlass zu der Hoffnung, dass Ingwer ebenfalls hilft, Übelkeit und Brechreiz während einer Chemotherapie einzudämmen.

Daneben hat sich Ingwer schon seit Tausenden von Jahren als Mittel gegen Impotenz und Erektionsstörungen bewährt.

Schwarzkümmelöl

„Abu Huraira, Allahs Wohlgefallen auf ihm, berichtete, dass der Gesandte, Allahs Segen und Frieden auf ihm, sagte: Im Schwarzkümmel gibt es Heilung für jede Erkrankung, mit Ausnahme des Todes." (Hadith nach Sahih Al-Buchari)

Was man im Orient schon seit Jahrtausenden weiß, wird seit den 1960er Jahren auch durch Forschungen im Westen belegt: Schwarzkümmelöl ist ein wunderbares Arzneimittel aus der Natur.

Äußerlich ähneln die Samen schwarzen Sesamkörnern und werden gerne auf salzigem Gebäck und Fladenbrot verteilt. Die Pflanze gehört zu den Hahnenfußgewächsen. Die im Ägyptischen Schwarzkümmel (lat. *Nigella sativa*) enthaltenen ungesättigten Fettsäuren senken das *„schlechte"* Cholesterol (LDL-Cholesterol), während die Konzentration des *„guten"* Cholesterols (HDL-Cholesterol) ansteigt. Außerdem wird die Fettverbrennung angekurbelt, sodass einem effektiven Gewichtsverlust nichts im Weg steht.

Schwarzkümmelöl eignet sich insbesondere auch als Massageöl bei trockener Haut und bei Neurodermitis. Bei entsprechenden Hautkrankheiten wird das reine Schwarzkümmelöl auch innerlich eingenommen.

Die ungesättigten Fettsäuren im Schwarzkümmelöl sind Vorstufen von Hormonen sowie von
sogenannten Prostaglandinen der Serie 3. Prostaglandine sind Gewebshormone, Prostaglandine
der Serie 3 hemmen die Blutgerinnung und wirken entzündungshemmend sowie schmerzstil-
lend. Die in Schwarzkümmelöl enthaltene Linol-
säure stabilisiert die Zellmembranen und wirkt
als Entzündungshemmer, wodurch Immunreak-
tionen, die chronische Erkrankungen auslösen
können, die Rote Karte gezeigt wird. Das Öl eignet
sich deshalb besonders gut zur Behandlung von
Hautbeschwerden wie Neurodermitis, trockener
Haut und sehr empfindlicher, reizbarer Haut. Das
Öl wirkt juckreizmildernd und entzündungshemmend.

Neben ungesättigten Fettsäuren enthält Schwarzkümmelöl Aminosäuren, weiter sämtliche Vitamine des B-Komplexes sowie die Vitamine A, C,
D und E. Hinzu kommen Magnesium, Selen und
Zink.

Das in Schwarzkümmel enthaltene ätherische Öl
wird auch bei Asthma und Keuchhusten eingesetzt. Eine gute Wirkung wird bei allergischen Reaktionen erzielt.

Der böse Blick

Kaum ein Volksglaube ist weltweit älter als der böse Blick. Das Konzept existiert schon seit prähistorischen Zeiten und hat sehr wahrscheinlich vom Orient aus seinen Siegeszug in den Rest der Welt angetreten.

Im antiken Zweistromland wurden Tafeln mit Keilinschriften gefunden, die um das Jahr 3000 v. Chr. datieren und vom bösen Auge sprechen. Dort ist sogar ein Ritual beschrieben, bei dem ein Schaf durch das Haus getragen wird, um alles Übel aufzunehmen. Anschließend wird das Tier getötet, ausgestopft und im Wasser versenkt.

Auch im Alten Ägypten wusste man natürlich von der Magie des Blickes. Schon in den **Pyramidentexten aus dem Alten Reich** (2700-2200 v. Chr.) ist von zwei bösen Augen die Rede, die mit ihrem starren und angsteinflößenden Blick die Tür absichern.

Im Tempel von *Edfu* im Süden des Landes wurden in der Bibliothek Zaubersprüche aufbewahrt, die den bösen Blick abwenden sollten. Auszüge davon waren vermutlich im ganzen Land auf Amuletten im Umlauf. Es gab sogar Talismane, die denjenigen töten sollten, der ein Auge zu viel riskierte. Interessant ist, dass ab 800 v. Chr. vermehrt weibliche Vornamen auftauchen, die eine Schutzformel beinhalten wie *„Neith wendet den bösen Blick ab"* oder *„Die vom bösen Blick befreite"*. Das schien auch bitter nötig zu sein, denn selbst Götter waren vor der Anwendung dieser Magie nicht gefeit. So heißt es in einer Inschrift: *„Sopdu macht Schäden mit seinen Augen"*.

Edfu: Oberägyptische Großstadt am westlichen Nilufer, etwa 100 km nördlich von Assuan. Die Stadt zählt ungefähr 128000 Einwohner.

Neith: Göttin in der Mythologie des Alten Ägypten. Ursprünglich galt sie als Kriegs-, Jagd- und Schutzgöttin der Königsmacht.

Sopdu: Altägyptischer Gott der östlichen Wüste.

 81

So gab es denn auch kaum jemand, der nicht das Auge des **Horus** in Metall oder Stein mit sich trug. Das auch **Uzat** oder mystisches Auge genannte Amulett war angeblich in der Lage, den bösen Blick zurück zum Absender zu werfen.

Doch was bedeutet es genau, wenn ein **AugenBlick** ausreicht, um einem anderen Menschen derart Schaden zuzufügen, dass die Folgen Verluste, Krankheit oder sogar Tod bedeuten? - Die Vorstellung des bösen Blickes geht davon aus, dass Menschen, Tiere oder Geister so viel Kraft besitzen, dass ein einmaliges Ansehen genügt, um anderen Personen, Haustieren sowie der Ernte und manchmal sogar leblosen Gegenständen großen Schaden zuzufügen.

Horus: Ägyptische Gottheit, ein Hauptgott in der frühen Mythologie des Alten Ägypten. Ursprünglich ein Himmelsgott, war er außerdem Königsgott, ein Welten- oder Lichtgott.

Das Auge des Horus: Horus Auge, Uzat Auge, galt als starkes Amulett. Das Amulett bot Schutz gegen den bösen Blick und gegen alle Gefahren.

Während Mesopotamier und Ägypter noch glaubten, diese unheilvolle Kraft rühre von dämonischen Wesen, waren es die alten Griechen, die zum ersten Mal Neid als Ursache für den bösen Blick ins Spiel brachten.

Intensivieren lässt sich der Schadenszauber, indem nicht nur einmal geschaut, sondern gleich gestarrt wird. Emotionen sollen dabei im Inneren eine destruktive Energie heraufbeschwören, die einem Überdruck gleich die Augen förmlich nach außen drängt.

Bis in die frühe Neuzeit hinein galt die Existenz des bösen Blickes als unbestreitbares Naturphänomen. Auch Philosophen der Antike wie Demokrit, Plutarch oder Plinius, deren Rationalität niemand in Abrede stellen würde, hielten die Existenz des bösen Auges für selbstverständlich.

Das liegt vor allem an der antiken Auffassung des Auges, die völlig konträr zu unserer heutigen ist. Denn in unserer Zeit wird das Sehen als passiver Vorgang gesehen, der einen Reiz von außen benötigt, um Bilder entstehen zu lassen. Damals hielt man das Auge für ein aktives Organ - ausgestattet mit einer Kraft, die beim Sehen in der Lage war, Objekte oder Menschen, auf die der Blick fiel, zu beeinflussen.

Auch das spontane Ausspucken, eine noch immer im Orient weitverbreitete (Un)sitte, kann damit erklärt werden, den bösen Blick abzuwehren.

Am bösen Blick scheiden sich in orientalischen Ländern heute jedoch die Geister. Religionsgelehrte versuchen, den Auswüchsen von Amuletten, Schutzzauber und allem, was sonst noch gegen den bösen Blick hilft, Herr zu werden, während das Volk unbeirrt seinen Traditionen folgt.

Die Rechtfertigung dafür holt man sich aus der Religion selbst. Denn zahlreich sind die **Hadithe**, die Überlieferungen von Aussprüchen und Begebenheiten aus dem Leben des Propheten, in denen es um den bösen Blick geht. So stellt **Bukhari** in seiner Sammlung von **Hadithen** klar, dass es sich dabei um etwas handele, das **haqq** sei, also real.

Bukhari: 810-870, bedeutender islamischer Gelehrter; An seinem Hauptwerk soll er über sechszehn Jahre gearbeitet haben, dieses Buch soll seinen Ruhm in der gesamten islamischen Welt begründen.

Hadith: Der Begriff Hadith (der Plural ist im Deutschen Hadithe) bezeichnet die Überlieferungen der Aussprüche und Handlungen des Propheten Mohammed sowie der Aussprüche und Handlungen Dritter, die dieser gebilligt haben soll. Die große Bedeutung der Hadithe im Islam ergibt sich daraus, dass die Handlungsweisen des Propheten normativen Charakter besitzen.

Der Prophet sagte gemäß der Überlieferung von **Abu Naim**, dass der böse Blick einen Mann ins Grab und ein Kamel in den Kessel bringen könne. Rückendeckung gibt es zudem noch aus dem Koran selbst. In der Sure 58,61 heißt es *„wa in yakadu"*, was so viel bedeutet wie *„und sie hätten dich fast mit ihren Augen ausgleiten lassen"*. Auch in den Suren 113 und 114 wird beschrieben, wie übelwollende Menschen böse Mächte verursachen können. Aus religiöser Sicht stellt der Koran eines der mächtigsten Instrumente gegen alles Übel dar. Ist Gefahr im Verzug oder wird diese nur vermutet, sichert man sich durch die Rezitation gewisser Schutzsuren ab, zum Beispiel **Sure 10:81**: *„(...) Was ihr gebracht habt, ist Zauberei. Allah wird sie sicherlich zunichtemachen. Denn wahrlich, Allah lässt das Werk der Verderbensstifter nicht gedeihen."*

Aus diesem Grund werden die Koransuren auch oft auf Schutzamulette geschrieben. Das Wort Talisman stammt übrigens aus dem Arabischen und leitet sich von dem Wort **telasm** ab, was so viel wie Zauberbild bedeutet. Die Gestaltung der Amulette ist in den orientalischen Ländern nicht immer einheitlich. Fast überall hoch im Kurs steht die Hand der Prophetentochter **Fatima**. Ihr sagt man nach, dass sie mit ihren Fingern den bösen Blick durchbohren könne. Das Symbol ist nicht nur auf zahlreichen Amuletten vertreten, sondern auch auf Hauswänden. Bei der Macht, die der Hand zugeschrieben wird, wundert es nicht, welch große Bedeutung mit einer kleinen Geste verbunden ist.

Fatima: Fatima bint Muhammad: 606-632; vierte und jüngste Tochter des Propheten.

Wird die rechte Handfläche mit leicht geöffneten Fingern gezeigt, kommuniziert man damit den Fluch *„Khams fi aynak"*. Die Übersetzung lautet so viel wie *„In deine Augen fünf Finger"*.

Weit verbreitet sind ebenfalls Amulette mit dem Namen Allahs, die eine mächtige Schutzwirkung haben sollen. Andere Talismane tragen den Namen des Propheten oder gleich ganze Gebete oder Auszüge aus Suren.

Weiter sind wohl kaum jemandem, der jemals Urlaub in der Türkei gemacht hat, die allgegenwärtigen blauen Perlen mit dem Auge entgangen. Diese hängen über Hauseingängen, bei Pferden und Eseln am Zaumzeug, bei Babys an der Kleidung, weiter baumeln sie an fast jedem Schlüsselanhänger.

Im Basar in Istanbul gibt es eine ganze Gasse mit Händlern, die nichts anderes als diese *Nazar Boncuğu* genannten Perlen in allen Variationen anbieten. Geht eine dieser kleinen Perlen mit dem Auge kaputt, geht man davon aus, dass sie erfolgreich den bösen Blick abgewehrt hat und man beeilt sich, den nächsten Talisman zu besorgen.

Auch Spiegelscherben werden gerne in Hausfassaden oder Amulette eingearbeitet. Der böse Blick und übelwollende Dämonen könnten sich, so die Annahme, in ihrem eigenen Bildnis verfangen, sodass sie von ihrem ursprünglichen Zielobjekt abgelenkt sind.

Das zeigt, dass der Glaube an den bösen Blick damals wie heute im Orient etwas ist, in das viele Facetten hineinspielen. Psychologische, kulturelle und religiöse Zusammenhänge spielen für die Auffassung des einzelnen eine entscheidende Rolle.

So ist es in der Türkei bis heute populär, Salz in die Schuhe eines ungeliebten Besuchers zu schütten. Weiter wird Henna im ganzen Morgenland vor allem bei Hochzeiten benutzt, um böse Geister und neidische Blicke von der Braut abzuwenden. Aus diesem Grund gibt es in den meisten Ländern kurz vor der eigentlichen Hochzeit eine Art Junggesellinnenabschied, der Hennaabend genannt wird. Mittelpunkt der Zeremonie ist die kunstvolle Bemalung der Braut mit Henna.

Unter den indischen Muslimen erfüllt das sonnengelbe Gewürz Curcuma denselben Zweck. Das schon im Ayurveda als Arznei bekannte Gewürz ist ebenfalls in der Lage, Übel aller Art abzuwehren. Besonders Kranke sind schutzbedürftig. Sie werden drei- bis siebenmal umkreist und dabei wird die Absicht formuliert, ihre Krankheit auf sich zu nehmen. Der Beginn dieser Tradition geht auf den ersten Mogulkaiser **Barbur** zurück, der zwischen 1526 und 1530 regierte. Als sein Sohn schwer erkrankte, wandte er dieses Ritual an. Der Kronprinz wurde gesund, der Kaiser starb indes kurz darauf. Knoten in eine Schnur zu machen, ist ebenfalls eine Praxis, um jemandem übel mitzuspielen. So rät der Koran in Sure 113 Schutz vor *„Weibern, die in Knoten blasen"* bei Allah zu suchen.

Knoten in eine Schnur machen: Der Begriff *„Knoten in eine Schnur machen"*, ist wörtlich gemeint. In eine Bogensehne oder in jede andere Art Faden werden Knoten gemacht und dann wird darauf geblasen, unter Zuhilfenahme zahlreicher Zauberworte.

Die Abwehr des Bösen hat auch in alltäglichen Floskeln Eingang gefunden. Die Nachbarin hat einen Sohn bekommen, die Kollegin trägt ein bezauberndes Kleid, der Feigenbaum weist dieses Jahr eine reiche Ernte auf und eine Kuh gibt besonders viel Milch? Dann ist es an der Zeit, *„Mashallah"* zu rufen. Das bedeutet *„was Gott wünscht"* und dieser Ausspruch wird immer dann gesagt, wenn sich etwas Positives, Bemerkenswertes oder ganz Besonderes ereignet. Dieses Wort hat die Macht, den bösen Blick fernzuhalten - schließlich kann man nie wissen, ob nicht zufällig jemand anwesend ist, dessen Auge eine Krankheit, eine Verschlechterung der Umstände oder ein Unglück bewirken könnte. Die Verwendung des Ausdrucks kann mit dem Koran gerechtfertigt werden, neben Sure 18:40 gibt es noch weitere Stellen, die *„Mashallah"* belegen.

Nur ganz wenige Menschen, die heute den Ausdruck benutzen, sind sich noch bewusst, dass es sich um eine Art verbaler Schutzschild handelt - denn dieser Ausspruch ist so selbstverständlich wie in Deutschland etwas „super" zu finden.

Noch häufiger als *„Mashallah"* ist auf den Gassen des Nahen Ostens *„Inshallah"* zu hören. *„So Gott will"*, wie die Übersetzung lautet, wird von manchen Zeitgenossen an jeden zweiten Satz angehängt. Fußend auf Sure 18:25 im Koran, wird mit *„Inshallah"* zum Ausdruck gebracht, dass allein Gott mächtig genug ist, das Böse auf Abstand zu halten und zu besiegen.

Die Welt der Dschinn

Der Glaube an den bösen Blick ist allgegenwär-
tig und selbst aus dem modernen, urbanen Alltag
nicht wegzudenken. Trotzdem handelt es sich dabei um eine eher geheime Realität. Es weiß zwar
jeder darüber Bescheid, doch erwähnt wird die
magische Praxis mit keinem Sterbenswörtchen.

So kennt man in der Türkei, aber auch in anderen
orientalischen Ländern, drei verschiedene Sorten
Magie. Neben dem als *Nazar* bezeichneten bösen
Blick gibt es die weiße Magie. Darunter fallen
sämtliche Schutz- und Fruchtbarkeitszauber, die
helfen sollen, weiteren Schaden von sich selbst
oder der Familie abzuwenden. Wer glaubt, dass
ihn der böse Blick getroffen hat, nimmt zum Beispiel heimlich Asche aus dem Ofen des Nachbarn,
rührt diese mit Wasser an und trinkt das Gebräu.
Deutlich mehr Geschick erfordert es, an einen
Stofffetzen der Kleidung des Übeltäters zu kommen. Wem das gelingt, der verbrennt das kleine
Stück Textil und hat sich so dem bösen Blick ent-
zogen. Alternativ kann Salz aus dem Haus, aus
dem der böse Blick kommt, entnommen und verbrannt werden.

Interessant ist die Bedeutung des Salzes. Der Prophet riet, vor jeder Mahlzeit ein wenig davon zu
konsumieren. Das scheint zunächst den Grund-
sätzen der modernen Ernährungswissenschaft zu
widersprechen, schließlich wird überall von zu
viel Salz abgeraten. Die Hauptinhaltsstoffe, die
im natürlichen Salz vorkommen, sind die Ionen
Natrium und Chlorid.

Beide Ionen benötigt der Körper für den Flüssigkeitsstoffwechsel des Körpers, Natrium wird ferner für die Funktionsfähigkeit der Zellen bzw. für die Informationsvermittlung zwischen den Zellen benötigt. Chlorid wiederum sorgt zusammen mit anderen Elektrolyten dafür, dass zwischen Zellaußen- und Zellinnenraum eine Grundspannung (sogenanntes Ruhemembranpotential) entsteht. Unter diesem Gesichtspunkt ist eine Prise Salz vor dem Essen mehr als sinnvoll.

Salz ist auch eng mit der Geschichte islamischer Reiche und ihrer Expansion verbunden, denn die größten Salzminen der Erde liegen auf diesen Territorien. Große Salzvorkommen liegen auch in der Sahara, die sich beim Rückzug der Seen bildeten, die es einst in der Region gab.

Große Salzblöcke wurden auf Kamele geladen und in der sengenden Hitze in alle Himmelsrichtungen transportiert.

Quellen aus dem 16. Jahrhundert sprechen bereits von Handelskarawanen, die sich mit mehr als 20.000 Kamelen durch die Wüste bewegten. Am Zielort wurde das Salz gegen Sklaven oder Gold getauscht. Ganze Städte, so sagt man, verdanken ihre Entstehung dem Handel mit dem weißen Gold - eine Rolle, die heute das Öl übernommen hat.

In der Alchemie wird Salz als die erdige Verbindung von Feuer und Wasser gesehen.

Die Zusammensetzung der Salze im menschlichen Blut weist Übereinstimmungen mit dem Meersalz auf.

Pflanzen benötigen für ein ordentliches Wachstum Mineralsalze wie Phosphor- oder Stickstoffsalze. Säuren und Alkaloide aus Pflanzen bilden ein einzigartiges Salz, das von Heilern aus der Region oft als kristallisierter Pflanzengeist angesehen wird.

Einige islamische Mystiker, die den Derwischorden angehören, verzichten zugunsten von Pflanzensalz auf normales Speisesalz. Besonders in Nordafrika ist die Herstellung von Salz aus Holzasche populär. Hierfür wird Holz in einen Kessel gelegt und kontinuierlich mit heißem Wasser übergossen, um die Bestandteile herauszulösen. Anschließend wird die Flüssigkeit aufgefangen und in einem anderen Topf verdampfen gelassen, bis sich Kristalle bilden.

In weißmagischen Zaubereien gibt es noch weitere Hilfsmittel. Kupferplatten, die mit Sprüchen und Gebeten beschriftet werden, helfen Liebenden, zueinanderzufinden. Rosenblätter, für die Gebete gesprochen werden, verhindern eine Trennung. Wer von Liebeskummer aufgezehrt wird, der sollte sich bemühen, ein Wäschestück der Angebeteten in die Finger zu bekommen. In das Wäschestück werden neun Nächte lang Knoten hineingemacht, während man die Textilie mit sich herumträgt.

Haare und Fingernägel eignen sich ebenfalls für einen Bindungszauber. Auch Äpfel, Bohnen, Feigen, Orangen, Datteln, Milch, Essig und Olivenöl sind Zutaten, die für derartige Zaubereien eingesetzt werden. Kann oder will man den Zauber nicht selbst durchführen, findet sich in jedem Stadtviertel oder Dorf mindestens eine Person, die diese Aufgabe übernimmt. Dabei handelt es sich in der Regel um jemanden, der sehr fromm ist und eine positive Grundeinstellung zum Leben und den Mitmenschen hat. Wird bei einer Anfrage eine bestimmte Grenze überschritten, lehnen Weißmagier ab. Dem Schicksal kann nachgeholfen werden, doch sollte es niemals in Bahnen geleitet werden, die dem Willen Gottes widersprechen würden. So ist es zum Beispiel in Teilen der Türkei üblich, ein Paar mithilfe von zwei Kochlöffeln zu verkuppeln. Auf die Innenseiten der Löffel werden die Namen des zukünftigen Paares geschrieben, dann werden die beiden Küchenutensilien verbunden und von Gebeten begleitet – anschließend werden die Löffel vergraben.

Die Löffel können jedoch genauso gut benutzt werden, um ein Paar auseinanderzubringen. Hierzu müssen diese nur entgegengesetzt aneinandergebunden und auf einem Friedhof eingebuddelt werden. Die Vorstellung, dass der Mensch mit dem Kosmos und allen Lebewesen, aber auch den Objekten, in Verbindung steht, ist ursprünglich schamanischer Natur. Doch so wie es das Christentum in Europa einst verstanden hat, heidnische Feste und Glaubenskonzepte in die neue Religion zu integrieren, werden auch vorislamische Praktiken in neue Kleider gehüllt. Bei der weißen Magie werden die Kräfte mit der Erlaubnis und Unterstützung Allahs genutzt. Handelt es sich um einen Schadenszauber, agiert die entsprechende Person entweder im Alleingang ohne die Erlaubnis Gottes oder sie bezieht ihre Energie von einer dunklen Macht.

Abhängig vom Glaubenszweig im Islam oder der kulturellen Ausrichtung gibt es verschiedene Gestalten aus dem Schattenreich, mit denen ein Schwarzmagier einen Pakt schließen kann - diese Gestalten können aber auch von sich aus eine Person befallen.

Vorneweg steht *Iblis*, der Teufel. Im Koran wird er manchmal den Engeln zugeordnet, aber auch den *Dschinn*. Bei Letzteren handelt es sich um Wesenheiten, die aus rauchlosem Feuer erschaffen wurden.

Abhängig von ihrem Tun und ihrer Motivation sind die *Dschinn* in unterschiedliche Kategorien eingeteilt. Bei den *Gul* handelt es sich um in der Wüste lebende, meist weibliche Dämonen, die Reisenden auflauern und sie auffressen.

Ifrid sind mit einem noch deutlich stärkeren Zerstörungstrieb ausgestattet, ähnlich wie die *Marid*.

Sila sind weibliche *Dschinn*, die Männer mit ihren Verführungskünsten um den Verstand bringen. Die *Buduh* bringt hingegen den Liebespaaren Unheil. Wer auf Reisen ist, sollte versuchen, wann immer es möglich ist, Orte zu vermeiden, an denen Menschen gewaltsam zu Tode kamen. Denn an diesen Stätten leben die *Tagut*.

Die *Dschinn* sind sieben Fürsten untergeordnet, die in schwarzmagischen Praktiken eine große Rolle spielen. Offensichtlich wurde der Glaube aus Mesopotamien übernommen, denn dort regierten die sieben Hauptgeister.

Manche *Dschinn* sind Mischwesen und leben unauffällig in der Mitte der Gesellschaft.

Eine Sonderrolle unter den *Dschinn* nimmt der *Quarin* ein. Jeder Mensch hat diesen Doppelgänger, der die dunkle Seite des Selbst repräsentiert. Der Koran beschreibt ihn als die von Gott gesandte Versuchung, die einen Menschen prüfen soll. Das Pendant dazu ist der Engel, der ebenfalls jeden Menschen begleitet. Der Schluss des Gebetes, bei dem Muslime den Kopf sowohl nach links als nach rechts drehen, zollt diesen beiden Geistern oder Aspekten Respekt.

Dschinn bevölkern meist Gebiete außerhalb der Städte und Dörfer. Sie sind in der Wüste, in Höhlen, auf Bergkuppen, aber auch in Wäldern beheimatet. Wer unterwegs ist und eine Region nicht kennt, ist gut damit beraten, Orte zu meiden, die von den Einheimischen als *maskun* - was **bewohnt** bedeutet - bezeichnet werden. Auch die Nacht birgt ihre ganz speziellen Gefahren. Der Prophet warnt in mehreren *Hadithen* ausdrücklich davor, in der Dunkelheit noch hinauszugehen. Auch Gefäße und Wasserschläuche sollten bedeckt sein, um dem Teufel und Dämonen keine Angriffsfläche zu bieten.

Zahlreich sind die Geschichten, in denen **Dschinn** Menschen im Traum oder im realen Leben einladen, ihnen zu folgen - und welche dann auf Nimmerwiedersehen verschwanden. **Dschinn** sind wahre Verwandlungskünstler. Sie können von einem Menschen Besitz ergreifen oder sich in Tiere oder Gegenstände verwandeln.

Exorzismus

Ob böser Blick, schwarze Magie oder eine Besessenheit durch einen *Dschinn* vorliegt, ist im Einzelfall nicht leicht zu unterscheiden, und erfordert einen Fachmann. Die Praktiken der Heiler mögen sich regional im Detail unterscheiden, doch allen ist gemein, dass sie auf der Basis des Korans arbeiten. In der Türkei macht der *Hoca* genannte Heiler vorab oft eine sogenannte *yildizname*, das heißt, er arbeitet mit den Sternzeichen und Sternbildern und interpretiert daraus die Art der Besessenheit. Andere Heiler nehmen direkt Kontakt zu dem Geistwesen auf, das für die Besessenheit verantwortlich ist.

Die Gründe, warum der Patient glaubt, besessen zu sein, können verschiedene Ursachen haben. Manche werden von einer unerklärlichen Faulheit befallen und bringen beruflich wie privat nichts mehr zustande. Andere wiederum werden von Albträumen geplagt, schlafwandeln, leiden unter starken Kopfschmerzen oder neigen zu Wutausbrüchen und Aggressionen.

Auch wenn die Pflichtgebete und die den Muslimen vorgeschriebene Gabe von Almosen plötzlich vernachlässigt werden, ist das ein Zeichen, dass dunkle Mächte am Werk sind.

Immer wieder wird von Fällen berichtet, in denen der *Dschinn* komplett die Kontrolle über das Bewusstsein einer Person erlangt hat und sie wie ferngesteuert gemäß seinen Wünschen agieren lässt.

Sobald der **Dschinn** befiehlt, erfolgt eine Handlung des Besessenen, selbst wenn es ein Mord wäre. Besessenheit kann sich jedoch auch in körperlichen Blessuren äußern. Manche Menschen wurden von **Dschinn** verprügelt, bei anderen tauchen spontan Narben auf.

Der Heiler kann anhand der Symptome feststellen, ob eine Besessenheit vorliegt oder ob möglicherweise doch ein Schadenzauber im Spiel ist. Denn wer glaubt, mit jemandem eine Rechnung offen zu haben, oder neidisch ist, versteckt oft Zettel mit entsprechenden Zaubersprüchen im Haus einer Person. Manchmal werden diese Papierstücke mit schwarzmagischen Aufschriften auch in Kleider eingenäht.

Auch besprochene Gegenstände können im Haus einer Person untergebracht werden, um Unheil zu stiften. So versteckten bspw. missgünstige Verwandte in der zentralanatolischen Stadt Konya ein verhextes Bügeleisen in einem Loch unter dem Dielenboden im Schlafzimmer. Bei dem Betroffenen handelte es sich um einen erfolgreichen und wohlhabenden Geschäftsmann, der plötzlich kränkelte und in Depressionen versank. Die Folge war, dass seine Geschäfte immer schlechter liefen, weil Termine und Vereinbarungen nicht mehr eingehalten wurden. Eine Heilerin lokalisierte schließlich das verhexte Bügeleisen als Wurzel des Übels. Der Bann wurde gebrochen, der Mann trägt seitdem ein spezielles Amulett - den Kontakt zu seinen Verwandten hat er aus verständlichen Gründen abgebrochen.

Der Heiler stellt, dem Fall entsprechend, einen Gegenzauber her. Dabei handelt es sich entweder um Koranverse oder um Sprüche, die den Zauber bannen sollen und auf kleine Papierzettel geschrieben werden.

Meist werden diese in einem kleinen Lederbeutel oder in einer silbernen Box um den Hals getragen, damit das Böse erst gar nicht wieder eine Chance bekommt. Gemäß dem Volksglauben ist das Amulett repräsentativ für die Gegenwart Allahs, der durch seine Offenbarungen im Koran direkt durch das Objekt wirkt. Je nach Heiler kommen jedoch noch weitere Schutzmaßnahmen zum Einsatz, wie zum Beispiel mit Koransuren besprochenes Wasser, Olivenöl oder Gewürze. Die heilenden Worte können ebenfalls auf einen Teller geschrieben werden, der dann gespült wird - anschließend wird dem Patienten die Flüssigkeit als Heilmittel verabreicht.

Hardliner würden bei manchen dieser Praktiken indes sicher nur *„Hexenwerk"* schreien, selbst wenn der Koran mit im Spiel ist.

Denn bei einer *Ruqyah*, einem islamischen Exorzismus, sind nach strenger Auslegung keinerlei Hilfsmittel gestattet. So fallen gemäß dem religiösen Recht Amulette und weitere Hilfsmittel in die Rubrik *Shirk*, dem arabischen Begriff für Zauberei. Während Christen den Teufel austreiben, geht es Muslimen darum, die *Dschinn* loszuwerden, die von einem Menschen Besitz ergriffen haben.

Dabei werden Methoden angewandt, die entweder durch den Koran oder die *Sunna*, die Lebensweise des Propheten, überliefert sind.

Typischerweise wird die **Ruqyah** von einem Mann ausgeführt, der über eine gewisse Erfahrung mit dieser Praxis verfügt.

Der Patient liegt dabei in bequemer Haltung, während der Heiler die Hände auf den Kopf legt und spezielle Suren aus dem Koran rezitiert. In der authentischen Überlieferung durch den Propheten handelt es sich dabei um die letzten drei Suren.

Derart strenge Ansätze verfolgen jedoch nur Anhänger des **Wahabismus**, einer extremen Strömung aus Saudi-Arabien, die für sich proklamiert, den ursprünglichen Islam zu leben und alles, was nicht in Koran und Sunna auftaucht, als **Bida**, als unzulässige Neuerung, abqualifiziert. Dabei sind die **Wahabiten** im Grunde die Personifikation des **Bida**, denn diese Bewegung entstand erst Ende des 18. Jahrhunderts.

Weiter gibt es Scheichs, die eine **Ruqyah** – also einen Exorzismus - ähnlich einer Detox- oder Fastenkur durchführen und über einen Zeitraum von einer Woche oder sogar länger genau festgelegte Programme verordnen. Neben dem Koran kommen noch weitere Praktiken zum Einsatz, die im heiligen Buch als **Shifa** - das heißt, der Heilung zuträglich - aufgeführt sind. Neben der Bereitschaft, an sich selbst zu arbeiten und die Dämonen loszuwerden, sind Buße und Demut vor Allah gefragt. Neben den fünf Pflichtgebeten sollten zusätzliche Gebete verrichtet werden, vor allem im letzten Drittel der Nacht oder bei Regen. Denn zu diesen Zeiten werden Gebete besonders gut erhört. Daneben sollte Wasser bereitstehen, idealerweise handelt es sich dabei um **Zamzam-Wasser**, das aus einem Brunnen im Hof der großen Moschee zu Mekka stammt.

Ruqyah: Exorzismus im Islam.

Zamzam: Name eines Brunnens im Hof der großen Moschee in Mekka in Saudi-Arabien. Dem Wasser wird der Ursprung im Paradies und somit eine heilende Wirkung nachgesagt. Pilger trinken das Wasser vor Ort und bringen kleine Mengen davon nach Hause.

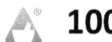

Als Alternative ist auch Regenwasser möglich, wenn dieses nicht verfügbar ist, wird normales Leitungswasser genommen. Weiterhin benötigt man für den **Dschinn-Detox** Olivenöl, Honig und Schwarzkümmel. Bisweilen fügt man noch **Sidr** (*Ziziphusblätter*) hinzu. Die **Ruqyah-Kur** wird gestartet, indem man Wasser und Öl mit Koranversen bespricht. Hierfür ist eine bestimmte Abfolge von Suren notwendig, die vom Propheten selbst vorgegeben wurde. Dazu zählen die ersten beiden Suren des Korans sowie die letzten drei.

Ziziphus (Sidr, Sidarbaum): Syrischer Christusdorn (Ziziphus). Den Muslimen gilt der Baum als heilig bzw. als Paradiesbaum. Seinen deutschen Namen verdankt der Baum der Legende, dass die Dornenkrone von Jesus Christus aus ihm geflochten wurde. Die Früchte des Baums sind reich an Vitaminen und Mineralstoffen und gelten seit jeher als Heilmittel. Der Baum ist auch eine wichtige Bienenweide.

Beim Rezitieren wird nach jeder Zeile, spätestens aber nach jeder Sure, auf das Wasser oder Olivenöl geblasen. Sind alle Suren rezitiert, kann auch das Haus mit dem Wasser besprengt werden. Die ersten drei Tage löst man dreimal täglich zwei Esslöffel Honig in dem besprochenen Wasser auf, diese Mischung wird unter Zugabe von sieben Schwarzkümmelsamen getrunken.

Vor dem Zubettgehen erfolgt eine Salbung des ganzen Körpers mit dem ebenfalls besprochenen Olivenöl. Am Morgen wird eine Tasse des belesenen Wassers in einer Waschschüssel mit normalem Leitungswasser gemischt und der Körper unter der Zuhilfenahme von Naturseife von Kopf bis Fuß gewaschen.

Es gilt als sehr wahrscheinlich, dass nach drei Tagen Schmerzen an verschiedenen Stellen des Körpers auftreten. Zwischen dem vierten und siebten Tag werden die schmerzenden Bereiche regelmäßig mit dem besprochenen Olivenöl eingerieben.

Die Waschungen werden ebenso fortgesetzt wie die Trinkkur mit Honigwasser und Schwarzkümmelsamen. Neben Schmerzen kann es insbesondere am dritten Tag zu einem teilweise extremen Krankheitsgefühl kommen. Auch ähnliche Symptome wie ein Muskelkater können auftreten. Ist die Hälfte der Kur geschafft, verschwinden die Schmerzen nach und nach und es tritt ein allgemeines Wohlgefühl auf. Manche Personen berichten, sie würden sich wie neugeboren fühlen.

Hält das Gefühl der Besessenheit jedoch an, muss die Kur verlängert werden oder ein professioneller Heiler zurate gezogen werden.

Eine Form, sich mit den **Dschinn** zu arrangieren, stellt die ägyptische **Zar-Zeremonie** dar, die ursprünglich allerdings aus dem Sudan stammt.

Ein anderer Begriff für das Ritual ist **Daqq** - was Trommelschlag bedeutet und die zentrale Rolle von Perkussion während der Performance aufzeigt.

Zar ist hierbei eine weibliche Angelegenheit. Sind Männer zugelassen, dann handelt es sich um schwer erkrankte Angehörige oder um die Musiker.

Zar-Zeremonie: Der ägyptische Zar-Kult ist ein religiös-medizinisches Ritual. Durch die Zeremonien sollen vor allem psychische Krankheiten geheilt werden, die auch als Besessenheit gedeutet werden. Das Ritual wird von einer Priesterin geleitet und dient der Besänftigung böser Geister durch Opfergaben, Beschwörungsgesänge und Tänze.

Die Teilnehmerinnen kommen, nachdem eine *Sheikha* - die weibliche Form des Scheichs - sie einbestellt hat, um sie von körperlichen oder geistigen Beschwerden zu kurieren, welche aufgrund von Besessenheit hervorgerufen werden. Die dafür Verantwortlichen leben unterirdisch, vor allem in der Nähe von Wasser wie Flüssen, Kanälen, aber auch im Bad. Diese *Dschinn* hausen ebenfalls an Treppenaufgängen und Türschwellen und treiben vor allem bei Dunkelheit ihr Unwesen.

Wer sich in einem emotionalen Ausnahmezustand befindet, sei es durch Trauer, Wut oder Verzweiflung, ist in der Regel deutlich angreifbarer. Deshalb ist es wenig verwunderlich, dass vor allem Frauen, - die nach einem Ehestreit oder nach einer Auseinandersetzung mit den Kindern aufgebracht die Wohnung verlassen - Opfer einer Dämonenattacke werden.

Um sich zu schützen, kommt es daher häufig vor, dass Schutzformeln oder die Eröffnungssure des Korans gesprochen werden, sobald die Türschwelle eines Hauses überschritten wird. Die *Sheihka* führt durch die Zeremonie, die in der Regel einmal wöchentlich öffentlich abgehalten wird. Ebenso kann aber auch eine private *Zar* stattfinden, welche angebracht ist, wenn man es mit einer besonders hartnäckigen Wesenheit zu tun hat. Familien mieten für die Durchführung einer privaten *Zar* oft spezielle Räumlichkeiten an, denn das Ritual sollte nicht in einem Zimmer abgehalten werden, das im täglichen Leben benutzt wird.

Eine *Zar*-Zermonie kommt nicht ohne Altar aus. Die Konstruktion hierfür ist denkbar einfach, ein Tablett wird in die Mitte des Raumes auf eine entsprechende Halterung gestellt. Auf dem Altar, der mit einem weißen Tuch bedeckt wird, befinden sich Nüsse und Trockenfrüchte. Die Fähigkeit, das *Zar*-Ritual zu leiten, hat eine Frau meist von ihrer Mutter geerbt. Interessanterweise sind die von Dämonen befallenen Personen meist weiblich, während die **Dschinn** männlichen Geschlechts sind.

Sobald die fünf oder sechs Musiker ihre ekstatischen Rhythmen auf ihren Trommeln starten, geht die Leiterin des Rituals in eine Art Trance und nimmt Kontakt zu dem oder den **Dschinn** auf. Der Altar teilt den Raum in zwei Bereiche auf - auf der einen Seite befinden sich die Leiterin und ihre Musiker, auf der anderen Seite sind die zu heilenden Frauen und ihre Angehörigen. Die Frau ist in ein weißes Gewand gekleidet, ihr Körper ist mit Hennamustern verziert und die Augen sind schwarz mit Khol umrandet. Von ihr geht ein starker Duft aus, sie wurde vorher mit einem speziellen Parfüm eingesprüht, das ausschließlich dem *Zar* vorbehalten ist.

Von den übrigen Teilnehmerinnen wird erwartet, dass sie Geld spenden - der Betrag sollte in einem angemessenen Verhältnis zur verwandtschaftlichen oder freundschaftlichen Beziehung zur Heilenden stehen und auch der jeweiligen Krankheit, die behandelt wird, entsprechend sein. Außerdem gehört Räucherwerk zum *Zar*, das die Seelen reinigt, sobald die Aromen inhaliert werden.

Das Räuchergefäß wird zu Beginn der Zeremonie von Frau zu Frau gereicht, damit jede von dieser spirituellen Reinigung profitieren kann.

Musik spielt eine zentrale Rolle während des *Zar*. *Tabla* (ein Schlaginstrument) und *Tar* (eine gezupfte Langhalslaute) geben den Takt vor. Von der Leiterin wird erwartet, dass sie sowohl Rhythmus als auch das Lied für den jeweiligen Geist perfekt beherrscht. Dabei fixiert sie die Patientin und überprüft deren Reaktionen, um den *Dschinn* zu bestimmen, der von ihr Besitz ergriffen hat. Jede Wesenheit, die in einem *Zar* gebannt werden kann, besitzt ihr eigenes Trommelmuster, das *Gurri* genannt wird. Es handelt sich dabei um rasche rhythmische Abfolgen.

Ist der *Dschinn* bestimmt, steht die Patientin auf und beginnt, sich kreisförmig um den Altar zu bewegen. Mit jeder Bewegung steigern sich die Trommelrhythmen. Auf dem Höhepunkt tritt die Leiterin mit dem *Dschinn* in Dialog und bietet der Wesenheit ein Tieropfer an. Die Art des offerierten Tiers hängt von der Patientin und deren Beschwerden ab, aber natürlich auch von deren sozialem Status. Die Tieropfer reichen von Rindern über Kamele bis hin zu Hühnern und Tauben. Noch während des *Zar* wird das Opfer dargebracht, damit die Beziehung zu dem *Dschinn* verbessert wird. Bei einem *Zar* handelt es sich infolgedessen nicht um einen Exorzismus, denn Ziel ist es, sich mit der Wesenheit zu arrangieren. Der Genesungsprozess wird erst dann als abgeschlossen betrachtet, wenn das Fleisch des Opfertiers verzehrt ist.

Bei manchen *Zars* bewegt sich die Gruppe anschließend zum Nil oder zu einem anderen Fließgewässer, um die Überreste des Opfermahls und die Musikinstrumente in den Fluten zu versenken. Die nun Gesunde ist danach angehalten, einen achtsamen Umgang mit ihrem Geist zu pflegen, für Sauberkeit im Haus zu sorgen und sich vor negativen Emotionen zu hüten. Eine Missachtung der Regeln, welche durch die Leiterin bekannt gegeben werden, kann zu einem Rückfall führen.

Jenseits all der Geschichten von Besessenheit und *Dschinn* steht jedoch seit dem Mittelalter eine lange Reihe muslimischer Ärzte und Gelehrter, die zwar die Existenz des Übernatürlichen nicht leugneten, aber trotzdem versuchten, Besessenheit und Geisteskrankheiten mit wissenschaftlichen Mitteln zu erklären.

Der wohl berühmteste Arzt des Orients, Ibn Sina (siehe oben) orientiert sich in seinem Hauptwerk *al-Qānūn fī al-ibb*, dem *Kanon der Medizin*, eher an der Lehre von den Körpersäften, wie sie bereits im antiken Griechenland angewendet wurde. Demnach werden Depressionen bspw. von einem Überschuss an Gallenflüssigkeit verursacht. Würde diese auf den Einfluss eines *Dschinns* zurückgehen, wäre dieser offensichtlich im Regulationssystem der körpereigenen Säfte zugange, spekulierte *Ibn Sina*. Damit gelingt ihm ein cleverer Schachzug, denn er leugnet die Existenz des Übernatürlichen nicht. Gleichwohl gibt dieser Ansatz auch Spielraum, die Geister nicht mit Magie und Exorzismus auszutreiben, sondern natürliche Heilmittel anzuwenden.

107

Ibn Sina klassifiziert noch weitere psychische Krankheiten, darunter Schizophrenie und diverse Psychosen, aber auch bipolare Störungen. Weiter ordnet er die Epilepsie den psychischen Leiden zu, was der Vorstellung der damaligen Zeit entsprach. Auch Lethargie und Vergesslichkeit zählt er zu den psychischen Krankheiten. Innerhalb einer Kategorie beschreibt er diverse Untersymptome, so ordnete er auch die Tollwut den Psychosen zu. Die Lykanthrophie betrachtet er (fälschlicherweise) als eine Form der Depression - Bei Lycanthrophie handelt es sich vielmehr um ein Krankheitsbild, bei dem der Patient der Wahnvorstellung unterliegt, sich in ein Tier zu verwandeln. Generell gingen die Ärzte bei der Behandlung psychischer Krankheitsbilder von einem Ungleichgewicht der Säfte gemäß der Lehre des griechischen Arztes Galen aus. Therapiert wurde traditionell mit einer speziellen Diät sowie mit Bewegung, auch wurden abhängig vom Beschwerdebild bestimmte Heilpflanzentinkturen sowie Schröpfen (*Hijama*) und Blutegeltherapie angewendet.

Bereits im Mittelalter profitierten die Patienten im Orient von Therapieansätzen, die erst heute im Westen wieder im Sinne einer ganzheitlichen Medizin neu entdeckt werden. Neben Massagen und Heilbädern wurden auch Meditation und Gebete verordnet. Spezielle Krankenhäuser für psychische Krankheiten wurden eröffnet, die mit besonders schön gestalteten und gepflegten Gartenanlagen aufwarteten. Spaziergänge im Grünen zählten ebenfalls zur Behandlung, ebenso Musik. Oft kümmerte sich die Familie in diesen Spitälern um den Kranken, während die Ärzte die Behandlung übernahmen.

Reinheit und Badekultur

Der Islam ist eine ganzheitlich orientierte Religion, die ein Gleichgewicht zwischen physischer, emotionaler und spiritueller Gesundheit erreichen möchte. Wer für seine körperliche und spirituelle Hygiene sorgt, unterstützt sein Wohlbefinden und bietet deutlich weniger Angriffsfläche für übel gesonnene Mächte.

Religionsgelehrte unterscheiden hierbei verschiedene Formen von Reinheit. Zum einen gibt es die rituelle Waschung, die vor dem Gebet absolviert wird. Hinzu kommt die Aufforderung, Kleidung und Umgebung sauber zu halten. Auch der Schmutz, der sich an gewissen Körperstellen wie unter den Fingernägeln, den Achseln, in den Nasenlöchern und im Schambereich ansammelt, muss regelmäßig entfernt werden.

Tahara, das arabische Wort für Reinheit, meint sowohl die körperliche als auch die spirituelle Sauberkeit. Das Gebet wird nur akzeptiert, wenn der Gläubige seine Waschungen vorgenommen hat. Doch diese bleiben lediglich Formalität, wenn das Herz nicht frei von Hass, Neid, Arroganz und Heuchelei ist. Die normale rituelle Waschung vor dem Gebet nennt sich *Wudu*. Dabei werden die Hände bis zu den Armen und die Füße gewaschen, für die Reinigung von Mund, Nase, Gesicht und Ohren wird das Wasser andeutungsweise über den Kopf gestreift.

Wudu muss nicht vor jedem Gebet wiederholt werden, es sei denn, dass irgendetwas Unreinheit verursacht hat.

 110

Hierbei kann es sich bspw. um Urinieren, Stuhl-gang, Blähungen oder Geschlechtsverkehr han-deln. Nach dem Geschlechtsverkehr ist indes sogar eine größere, **Ghusl** genannte Reinigungsze-remonie, notwendig, welche auch nach der Mens-truation, nach dem Wochenbett sowie vor dem Freitagsgebet absolviert wird.

In jeder Moschee - und sei sie noch so klein - gibt es nach Geschlechtern getrennte Waschräume. Steht in der Wüste kein Wasser zur Verfügung, kann die **Tayammum** genannte trockene Reinigung auch mit Sand oder sauberer Erde durchgeführt werden, die rituelle Sauberkeit ist dann ebenfalls gegeben. Auch der Koran darf nur in gereinigtem Zustand berührt werden.

Bis heute sind islamische Länder durch eine aus-geprägte Badekultur charakterisiert, die ihre Wurzeln im Glauben hat. Laut Koran liebt Allah alle, die sich reinigen. Obwohl die meisten Woh-nungen im Orient heutzutage über ein Badezim-mer verfügen, ist es immer noch üblich, einmal wöchentlich ein **Hamam** aufzusuchen. Aufbauend auf den Thermenanlagen der Römer und Byzan-tiner haben die Araber und später die Osmanen eine ebenso sinnliche wie gesundheitsfördernde Badekultur entwickelt. Die Architektur der Ba-dehäuser erinnert bis heute noch oft an römische Bäder. Da die rituelle Reinigung im Islam jedoch kein stehendes Wasser zulässt, wurden die Bade-becken der Antike durch das Schwitzbad ersetzt.

Im 9. Jahrhundert soll es allein in Bagdad 65.000 solcher **Hamams** gegeben haben. Das Badehaus verfügt prinzipiell über keine Seitenfenster, die einzige Lichtquelle ist ein Oberlicht in der Deckenkuppel. Nackt zu baden, ist nicht üblich, die Besucher bringen entweder ihr eigenes Handtuch mit oder werden vom Badehaus versorgt. Das Badetuch besteht aus Baumwolle und wird um die Hüften - bzw. bei Frauen um den ganzen Oberkörper - geschlungen. Im **Hamam** herrscht eine strikte Trennung der Geschlechter, Männer und Frauen baden entweder in verschiedenen Gebäuden oder zumindest zu unterschiedlichen Zeiten.

Neben dem Umkleideraum verfügt ein **Hamam** in der Regel über einen Vorraum, in dem sich der Körper langsam an die Wärme gewöhnen kann. Die Temperatur beträgt in der Regel zwischen 30 und 35 °C. In dem eigentlichen heißen Raum steht in der Mitte eine Art Liege aus Stein oder Marmor, welche beheizt ist. Die Wände sind gefliest, es gibt kleine Nischen zum Hinsetzen sowie Wasserhähne oder Wasserkrüge, um sich den Schweiß abzuspülen.

Die Badezeremonie läuft nach einem festen Schema ab. Wer seine Kleider abgelegt hat, reinigt sich unter fließendem Wasser, ohne Seife. Anschließend wärmt man sich im Vorraum ein wenig auf, bevor das eigentliche Dampfbad betreten wird. Bei rund 45 Grad Hitze und hoher Luftfeuchtigkeit entspannen sich die Muskeln und sämtliche Hautporen öffnen sich. Das schafft die idealen Voraussetzungen für ein späteres Peeling. Nach etwa einer Viertelstunde lässt man lauwarmes Wasser über den Körper rinnen.

Zu diesem Zweck stehen in einem *Hamam* immer kleine Kupferschüsseln bereit, die in die Wasserbassins in der Wand getaucht werden. Danach erfolgt der nächste Gang im Dampfbad, wobei nach einer weiteren Viertelstunde auf dem Marmortisch Platz genommen wird.

Der Bademeister oder die Bademeisterin wäscht den Körper mit einem speziellen Handschuh aus Ziegenhaar und bedient sich dabei ebenfalls bestimmter Massagetechniken. Auf diese Weise werden abgestorbene Hautschuppen und Ablagerungen vollständig entfernt. Anschließend wird der Körper in eine Schaumwolke gehüllt und es beginnt die eigentliche Massage, die in den touristisch geprägten *Hamams* z. B. in Istanbul die Dimension einer kompletten Wellnessbehandlung annehmen kann.

In den authentischen Badehäusern geht es eher unprätentiös zu, hier packt der Bademeister mit dem Waschhandschuh beherzt zu und rubbelt vom Körper ab, was dieser hergibt. Der Effekt ist bei beiden Techniken derselbe: Die Haut ist danach glatt wie Samt und Seide.

Beendet wird die Waschung mit weiteren Güssen mit warmem Wasser. Danach besteht die Möglichkeit, im Ruheraum etwas zu entspannen, einen Tee zu trinken und das zu pflegen, wozu der **Hamam** auch dient - Klatsch und Tratsch, Unterhaltung aller Art, Geselligkeit und sogar der Eheanbahnung.

Räucherwerk

Weihrauch

Wer Orient sagt, der muss auch Weihrauch sagen. Schon vor Tausenden von Jahren war das Harz als Duft- und Heilmittel heiß begehrt. Bei Weihrauch handelt es sich um das natürliche Harz der Balsambaumgewächse (lat. *Burseraceae*). Es gibt mehr als 25 verschiedene Arten von Balsambaumgewächsen, das Harz wird aber hauptsächlich von den Arten Boswellia papyrifera, Boswellia serrata und Boswellia frereana gewonnen. Die verschiedenen Arten erzeugen jeweils einen leicht unterschiedlichen Harztyp. Unterschiedliche Standorte beeinflussen ebenfalls die jeweilige Harzqualität. Durch Schnitte in Stamm und Äste tritt eine klebrig-milchige Flüssigkeit aus, nach der Trocknung an der Luft entsteht das feste Weihrauchharz. Die Gewinnung des Weihrauchharzes beginnt zwischen Ende März und Anfang April, die Ernte erfolgt mehrere Monate lang. Dabei werden den Bäumen an Stamm und Ästen Schnitte zugefügt, wodurch das Harz freigesetzt wird. Der erste Erntevorgang ergibt ein sehr minderwertiges Harz, welches früher weggeworfen wurde, heute allerdings auch vermarktet wird. Drei Wochen später wird ein qualitativ hochwertigeres Harz gewonnen, jede weitere Ernte ergibt ein immer hochwertigeres Harz. Nach mehreren jährlichen Ernten wird dem Baum eine mehrjährige Ruhepause zur Regeneration gegönnt.

Boswellia-Arten wachsen als knorrige und meist niedrige Bäume, sie erreichen Wuchshöhen zwischen 1,5 und 8 Metern.

Der Weihrauchbaum benötigt ganz spezifische Bedingungen, um gut gedeihen zu können. Am wohlsten fühlt sich der Baum in wüstenähnlichen Gegenden und in kargen Gebirgslandschaften. Das Gewächs schätzt trockene und steinige Böden, Feuchtigkeit verträgt der Baum dagegen überhaupt nicht. Weil der Weihrauchbaum hohe Ansprüche an seine Umgebung stellt und am liebsten in schlecht zugänglichen Gebieten (Berge, Halbwüsten) wächst, ist eine Kultivierung dieser Pflanze bisher erfolglos geblieben - ein Nachzüchten der wertvollen Heilpflanze wird wohl auch in Zukunft nicht gelingen. Denn jeder Versuch, die Pflanze in anderen Regionen anzusiedeln, scheiterte bislang kläglich.

Heimisch ist der Weihrauchbaum in Somalia, Äthiopien, Eritrea, Sudan, in Teilen Indiens sowie auf der Arabischen Halbinsel (v. a. im Oman und Jemen). Die Art Boswellia sacra (arabischer Weihrauch) ist indes in Arabien (im Süden Omans und in Teilen von Jemen) beheimatet, Boswellia serrata (indischer Weihrauch) in Indien.

Die enorme Nachfrage und die begrenzte Anbaufläche sicherten den Weihrauch produzierenden Gebieten bereits in der Antike Reichtum und Macht. Mittlerweile sind die Weihrauchbäume in ihrem Fortbestand jedoch stark bedroht.

Die prominenteste Unternehmung in Sachen Weihrauch stellt wohl die Expedition der ägyptischen Pharaonin *Hatschepsut* dar, die aus dem Land *Punt*, heute Eritrea, Weihrauchbäume mitbrachte und diese am Nil anpflanzen ließ. Es ist überflüssig, zu erwähnen, dass dieses Unterfangen misslang. Die Herkunft des Weihrauchs wurde lange geheim gehalten. Der griechische Historiker Herodot glaubte noch im fünften Jahrhundert v. Chr., dass eine geflügelte Schlange die Bäume bewacht.

Die Haupthandelsroute, die streng bewachte Weihrauchstraße, startete in *Dhofar* im Oman und verlief bis zum Mittelmeer.

Hatschepsut: Altägyptische Königin (Pharaonin) der 18. Dynastie (Neues Reich). Sie regierte etwa von 1479-1458 v. Chr. Der Name Hatschepsut bedeutet „die erste der vornehmen Frauen".

Herodot: 490/480 v. Chr.-ca. 424 v. Chr. Griechischer Geschichtsschreiber, Geograf und Völkerkundler.

Weihrauchstraße: Eine der ältesten Handelsrouten der Welt, führt von Dhofar über den Jemen, Asir zum Mittelmeerhafen von Gaza und nach Damaskus.

Um Weihrauch zu ernten, werden auf der Arabischen Halbinsel ab März oder April die Stämme der Weihrauchbäume mit speziellen Messern eingeschnitten. Nachdem das Sekret herausgeflossen und getrocknet ist, kann es mit Schabern entfernt werden.

Einen regelrechten Boom wie im Alten Ägypten hat der Weihrauch danach in der Geschichte nie wieder erlebt. Es gab seinerzeit keine Tempelzeremonie ohne das wohlriechende Harz und selbst die Toten bekamen Weihrauch mit in ihr Grab. Weihrauch war nicht nur unverzichtbarer Teil des Kultes, sondern auch Statussymbol, dessen Besitz von Würde und Macht zeugte. Weihrauch war jedoch lange ausschließlich den Göttern vorbehalten, bei wichtigen Festen opferte ihn der Pharao persönlich in einer Rauchpfanne.

Überliefert ist das Darbieten von rotem Harz. Bei kleineren Ritualen wurden Räucherkugeln verbrannt. Zu Ehren des **Sonnengottes Amun** und des **Schakalgottes Anubis** verbrannte man in **Heliopolis** und **Memphis**, den Zentren des Kultes, dreimal täglich feinstes Räucherwerk. Bei Sonnenaufgang wurde Weihrauch verbrannt, am Mittag Myrrhe und am Abend eine Mischung namens **Kyphi**.

Roter Weihrauch: Vorwiegend für spezielle Rituale und Räuchermischungen verwendet. Roter Weihrauch ist mit Lebensmittelfarbe eingefärbt.

Amun: In der ägyptischen Mythologie Sonnen-, Wind- und Fruchtbarkeitsgott.

Anubis: In der ägyptischen Mythologie Totengott. Sein Tier ist der Schakal. Anubis wird meist als liegender, tief-schwarzer Schakal abgebildet oder als Mensch mit dem Kopf eines Schakals. Manche Texte bezeichnen Anubis' Tier auch als Hund.

Heliopolis: Altägyptische Stadt in Unterägypten nordöstlich des heutigen Kairo.

Memphis: Hauptstadt des ersten Gaus von Unterägypten. Die Stadt war zur Zeit des Alten Ägypten ein bedeutendes religiöses Zentrum.

 119

Bei *Kyphi* handelt es sich wohl um den ältesten überlieferten Wohlgeruch der Welt. Für die Mischung sind viele verschiedene Rezepte erhalten. Eine Rezeptur befindet sich bspw. auf einem Papyrus, der in der *Cheopspyramide* gefunden wurde.

Die Priester des Heiligtums von *Edfu,* im Süden des Landes, haben wiederum ihre eigene, landesweit berühmte Rezeptur, die sie regelmäßig dem Gott *Horus* darbrachten. Die Rezeptur ist in Hieroglyphen auf die Rückseite des Tempels gemeißelt.

Kyphi: Traditionelle Abendräucherung im Alten Ägypten und Opferweihrauch für die ägyptischen Götter. In Ägypten war Kyphi eine Räuchermischung für den Abend, weil sein Duft warm, beruhigend, harmonisierend und umhüllend ist.

Cheopspyramide: Älteste und größte Pyramide der drei Pyramiden von Gizeh – infolgedessen auch als *„Große Pyramide"* bezeichnet.

Edfu: Oberägyptische Großstadt am westlichen Nilufer, etwa 100 km nördlich von Assuan. Die Stadt zählt ungefähr 128000 Einwohner.

 120

Der in der Universitätsbibliothek Leipzig aufbewahrte *Papyrus Ebers* stellt das am besten erhaltene Medizinbuch aus dem Land am Nil dar. Das im 16. Jahrhundert v. Chr. verfasste Schriftstück benennt neun Zutaten für *Kyphi*.

Vergleicht man sämtliche Rezepte für *Kyphi*, die überliefert sind, so kommt man auf Zutaten, die auch heutzutage noch charakteristisch für Räucherwerk im Orient sind. Diese Zutaten werden in Mischungen, aber auch als alleinige Substanz verwendet.

Papyrus Ebers: Medizinischer Papyrus aus dem Alten Ägypten. Er gehört zu den ältesten bekannten medizinischen Texten überhaupt und enthält ein großes Spektrum an Beschreibungen von Krankheiten sowie deren Diagnose und Behandlung.

Kyphi im Papyrus Ebers: Die überlieferten Zutaten für Kyphi im Papyrus Ebers sind: Myrrhe, Wacholderbeeren, Weihrauch, Cyperus, Mastixzweige, Syrischer Kalmus, Rosinen, Styraxsaft.

In den **Hadithen** und sogar im Koran selbst sind viele Hinweise enthalten, wie Pflanzen gezielt bei Beschwerden aller Art eingesetzt werden können. Denn auch der Prophet Mohammed wusste die wohltuende Wirkung der Harze und Heilpflanzen zu schätzen. So riet der Prophet etwa bei Vergesslichkeit zu Weihrauch.

Aus diesem Grund wird noch heute in vielen Ländern des Orients Kauweihrauch angeboten, der wie ein Kaugummi benutzt wird - dieser soll die Gedächtnisleistung und Konzentration steigern.

Hadith: Der Begriff Hadith (der Plural ist im Deutschen Hadithe) bezeichnet die Überlieferungen der Aussprüche und Handlungen des Propheten Mohammed sowie der Aussprüche und Handlungen Dritter, die dieser gebilligt haben soll. Die große Bedeutung der Hadithe im Islam ergibt sich daraus, dass die Handlungsweisen des Propheten normativen Charakter besitzen.

Auf der Arabischen Halbinsel ist es bis heute Tradition, sich selbst und die Kleidung mit Weihrauchduft zu parfümieren. Die Sufi-Mystiker schätzen Weihrauch als Reinigungsmittel für die Aura, weiter nutzen sie Weihrauch, um den Geist zu klären. In Verbindung mit Opium kann Weihrauch eine berauschende Wirkung entfalten. Im Oman wird Weihrauchwasser bei Magen- und Darmbeschwerden eingesetzt, hierzu wird das Harz einige Stunden in Wasser gelegt.

Daneben wurde und wird Weihrauch bei Infekten, Atemwegserkrankungen und Asthma eingesetzt. Eine gesicherte Wirkung zeigt Weihrauch bei rheumatoider Arthritis, Polyarthritis, bei Kniearthritis und bei Gelenkschmerzen. Auch ein Einsatz bei Morbus Crohn und Colitis ulcerosa scheint vielversprechend zu sein.

Sufismus: Mystische Richtung des Islams. Sammelbezeichnung für Strömungen im Islam, die asketische Tendenzen und eine spirituelle Orientierung aufweisen.

Bei Einnahme von Weihrauchextrakten ist es unter Umständen möglich, hoch dosierte Cortisonpräparate – die u. a. bei Beschwerden des rheumatischen Formenkreises und bei entzündlichen Darmerkrankungen zum Einsatz kommen - zu reduzieren oder in Einzelfällen sogar ganz abzusetzen. Verantwortlich für die entzündungshemmende Wirkung des Weihrauchs sind Boswelliasäuren, die nur in Weihrauchharzen vorkommen.

Boswelliasäuren verhindern entzündliche Reaktionen, indem sie das Enzym Prostaglandin E 2 - das bei entzündlichen Prozessen eine tragende Rolle spielt - hemmen.

Außerdem hemmt Boswellia die Bildung von Leukotrienen - Leukotriene sind Botenstoffe, die bei Entzündungen freigesetzt werden.

Zudem stärkt Weihrauch das Immunsystem, wodurch grippalen Infekten wirksam vorgebeugt wird. Weihrauch hilft ferner bei Erkältungskrankheiten und bei Infektionen der Atemwege, v. a. bei Husten.

Weihrauch ist ebenfalls ein vorzügliches Hautpflegemittel, v. a. bei trockener Haut, außerdem ist es ein wirksames Anti-Aging-Mittel, weshalb es auch zur Milderung von Falten eingesetzt wird. Weihrauch wirkt ferner adstringierend, antiseptisch und entzündungswidrig, weshalb es bei verschiedenen Hauterkrankungen wie Ekzemen, Geschwüren, Hautentzündungen, Narben und Wunden eingesetzt wird.

Auch im Kampf gegen die Multiple Sklerose zeigt Weihrauch Erfolge. Eine Forschergruppe in Hamburg fand heraus, dass Weihrauchkapseln durch die Krankheit bedingte Nervenschäden um etwa 60 % reduzieren können. Zudem ging die jährliche Rate an Schüben von 0,94 auf 0,32 zurück. Forscher der Universität Kiel untermauerten diese Ergebnisse. Denn hier zeigte eine Studie mit 28 Probanden ebenfalls, dass Weihrauch hilft, bei Multipler Sklerose auftretende Schübe aufzuhalten bzw. zu verringern.

In der Aromatherapie liegt das Hauptanwendungsgebiet von Weihrauch im seelischen Bereich. Bei mentaler und psychischer Erschöpfung sowie bei seelischen Traumata hilft Weihrauch, neue Kraftreserven zu mobilisieren. Bei fehlendem Antrieb schenkt Weihrauchöl neue Energie und Motivation. Weihrauch kann den Menschen aus seelischen Tieflagen ziehen und diesem wieder zu Lebensfreude und –mut verhelfen. Bei Ängsten und Panikattacken kann Weihrauch ebenfalls ein zuverlässiger Helfer sein.

Die bewusstseinserweiternde Wirkung von Weihrauch wird v. a. beim Meditieren geschätzt.

Weihrauch hat auch im Christentum eine besondere Bedeutung, die drei Weisen aus dem Morgenland machten dem neugeborenen Jesuskind Weihrauch zum Geschenk. In der katholischen Kirche wird Weihrauch v. a. in der heiligen Messe und in den Laudes verwendet, außerdem bei Prozessionen oder bei der sakramentalen Andacht. Man sagt, Weihrauch ist der Schlüssel zur Göttlichkeit und lässt den Menschen in Verbindung mit dem Göttlichen treten.

Myrrhe

Myrrhe zählt zur Familie der Balsambaumgewächse (lat. *Burseraceae*) und ist in Südarabien, Somalia und Äthiopien heimisch. Der dornige, baumähnliche Strauch wird bis zu drei Meter hoch.

Das Harz der Myrrhe wird schon seit Jahrtausenden zum Räuchern, zum Einbalsamieren der Toten und für Heiltinkturen genutzt. Von den knapp 200 Myrrhearten wird meist das Harz der Gattung Commiphora genutzt, diese Art ist im Wüstenklima heimisch.

Pulverisierte Myrrhe wurde in Wein oder Wasser gelöst und als Heiltrank verabreicht oder mit weiteren Kräutern gemischt.

Im Evangelium nach Markus wird überliefert, dass Jesus vor der Kreuzigung ein mit Myrrhe gemischter Wein überreicht wurde. Das Matthäusevangelium gibt an, dass die drei Weisen neben Weihrauch und Gold dem Jesuskind auch Myrrhe mitbrachten.

Muslime glauben, dass dieses Harz aus der heiligen Stadt Mekka kommt.

Der Papyrus Ebers weist pulverisiertes Myrrhenharz als Bestandteil eines Mittels gegen Verbrennungen und schmerzende Knöchel aus.

Unterschieden wurde dabei zwischen Myrrhenharz und Stakte. Sowohl Plinius als auch Dioskurides differenzierten in ihren Werken Myrrhenharz und Stakte. Bei Letzterem handelt es sich um frisch geerntete Myrrhe, wobei man diese nach Zugabe von wenig Wasser auspresste.

Stakte wird bspw. von Plinius in seinem Werk **Naturkunde** (*Naturalis Historia*) als Salböl gepriesen.

Erstklassige Stakte kostete das Mehrfache von echter Myrrhe. Das unter Hinzufügung von fetten Ölen oder durch Auskochen mit Wasser zubereitete Erzeugnis sah man hingegen als minderwertig an.

Myrrhenöl war ein beliebtes Schönheitsmittel, bspw. wird im Alten Testament im Buch Esther darauf hingewiesen, dass die Perser viele Kosmetika mit Myrrhe benutzten. Der Dienst an der **Bundeslade** erforderte von den Priestern enorme Sicherheitsmaßnahmen und wurde nur durchgeführt, wenn zuvor ein Salböl aus Myrrhe als energetischer Schutz aufgetragen wurde. Von diesem Umstand geben die Bücher *Exodus* und *Levitikus* Bericht.

Wer sich indes zu profanen Zwecken an der Myrrhe vergriff, musste mit der Todesstrafe rechnen.

Bundeslade: Mythischer Kultgegenstand des Volkes Israel. Die Bundeslade enthielt nach biblischer Darstellung u. a. die zwei Steintafeln mit den Zehn Geboten, die Moses von Gott erhielt. Die Bundeslade galt nach dem Auszug aus Ägypten und während Israels Wüstenwanderung als Garant für Gottes Gegenwart inmitten des Volkes.

Der Geschichtsschreiber **Herodot** rühmt die desinfizierende Wirkung von Myrrhe, infolgedessen wurde Myrrhe von Soldaten im Krieg zur Wundpflege eingesetzt.

Mit Wein vermischt, wurde Myrrhe auch als Betäubungsmittel eingesetzt, weiter wurde Myrrhe verwendet, um Fieber zu senken. Aufgrund ihrer desinfizierenden Wirkung wurde Myrrhe bereits bei den Sumerern zur Behandlung von Wunden und Entzündungen im Mund und am Zahnfleisch genutzt. Bei diversen Darmbeschwerden sowie bei Cholera kam Myrrhe ebenfalls traditionell zum Einsatz. Ferner lehrt man im Orient Parasiten mit dem Harz das Fürchten: Fadenwürmer, Protozoen und Saugwürmer wie Leberegel und Darmegel werden im Morgenland noch immer mit Myrrhenharz behandelt. Bei Erkältungen wurde Myrrhe zur Erleichterung des Abhustens und der Atmung eingenommen.

Myrrhe wird auch zur unterstützenden Therapie bei Candida im Darm und in der Mundhöhle verwendet.

Sandelholz

Als Sandelholz werden verschiedene Hölzer bezeichnet, die zur Gattung der Santalum-Bäume zählen. 16 Arten hiervon werden traditionell als Räucherwerk und zur Gewinnung von Duftstoffen verwendet. Sandelhölzer sind sogenannte Halbschmarotzerpflanzen – d. h. sie betreiben zwar selbst Photosynthese zur Energiegewinnung, entziehen aber anderen Bäumen über ihre Wurzeln Mineralien. Die Hölzer selbst lassen sich in das Weiße und Rote Sandelholz unterteilen, die Hölzer wurden schon früh ins Alte Ägypten importiert. So lässt sich Sandelholz in Mumienbinden und in Rezepturen für **Kyphi** nachweisen. In der Bibel kommt Sandelholz nicht nur als Duftstoff, sondern auch zum Bau des Tempels sowie zur Herstellung von Instrumenten zum Einsatz.

Das ursprüngliche Herkunftsgebiet des Sandelholzes ist nicht sicher bekannt. Heute stammt mehr als 90 % der Sandelholzproduktion aus Indien und Indonesien. Echtes Sandelholz ist sehr wertvoll, da der Bestand des Baumes durch intensive Abrodung stark gefährdet ist. Deshalb ist in Indien der Besitz und Handel mit Sandelholz staatlich geregelt. In Osttimor steht der Baum unter Naturschutz, nachdem während der indonesischen Besatzung fast der gesamte Bestand vernichtet wurde.

Die beste Qualität hat Sandelholzöl, das von Bäumen stammt, die älter als 30 Jahre sind.

Alpha-und Beta-Santalol sind die Hauptbestandteile des zähflüssigen, gelblichen ätherischen Öls. Sandelholzöl wird durch Destillation des frischen Holzes gewonnen.

Das ätherische Öl hat einen samtig-warmen, balsamisch-holzigen sowie auch exotisch-süßen Duft, der beim Einatmen zu tiefer Ruhe führt und eine sanfte Wärme durch den Körper fließen lässt. Gestresste und seelisch aus dem Gleichgewicht geratene Menschen werden durch den Duft beruhigt und entspannt, die Seele kann wieder Ruhe und Frieden finden. Sandelholz ist ein wirksames Mittel zum Zurückfahren von negativen Emotionen, wie Ärger, Wut und Zorn. Die Nerven werden beruhigt, Gelassenheit, Wärme und Geborgenheit breiten sich aus. Angst und innere Unruhe werden aufgelöst, bei Depressionen wird die Stimmung gehoben.

Zudem wird das hormonelle Gleichgewicht wieder hergestellt, die Sexualität wird angeregt. Sandelholzöl hat eine ähnliche Wirkung wie Pheromone. Pheromone sind chemische Stoffe, die im menschlichen oder tierischen Körper als Lockstoffe produziert werden – was die aphrodisierende Wirkung erklärt.

Sandelholzöl hat sich ferner bei Hauterkrankungen bewährt, bspw. bei Ekzemen, Juckreiz und Entzündungen der Haut. Auch bei Blasenleiden wie Blasenschwäche und Blasenentzündung sowie bei Harnwegsinfekten wirkt Sandelholzöl mildernd oder heilend. Bei Magen-Darm-Beschwerden wie Gastritis, Übelkeit, Blähungen und Durchfall wird Sandelholzöl erfolgreich eingesetzt.

Die desinfizierende Wirkung des Sandelholzöls macht man sich bei Halsschmerzen zunutze.

Bei Menstruationsbeschwerden wirkt Sandelholzöl entkrampfend und schmerzlindernd.

Kalmus

Die schilfähnliche, an Sümpfen sowie an Ufern von Flüssen und Gewässern wild wachsende Graspflanze, erreicht eine Wuchshöhe von bis zu einem Meter. Die Pflanze aus der Familie der Aronstabgewächse (lat. *Arcaceae*) wird auch Süßrohr genannt.

In den Wurzeln befindet sich das ätherische Öl, das durch Wasserdampfdestillation gewonnen wird. Für ein Kilogramm Öl werden etwa 50 Kilogramm Kalmuswurzeln benötigt.

Der *Papyrus Ebers* weist Kalmus als ein Bestandteil von *Kyphi* aus und empfiehlt diesen bei Magenverstimmung. Darüber hinaus gilt Kalmus im Orient als Nerventonikum, die Pflanze war auch Hauptbestandteil der altägyptischen *Metopium-salbe*, die damals als hochwertigste Hautcreme überhaupt galt.

Metopium-Salbe: Auch Ägyptium genannt. Neben Galbanum und Zimt war Kalmus der Hauptbestandteil der Salbe, welche in die gesamte antike Welt exportiert wurde.

Beim Verräuchern verbreitet Kalmus einen herben, aromatischen, scharfen Duft, der eine orientalische Note besitzt. Kalmus gilt im Orient als Symbol für Männlichkeit und Erfolg. Da Kalmus allein recht streng riecht, wird er gerne mit Styrax und Mastix geräuchert.

Kalmusbäder helfen bei Erkältung, Erschöpfungszuständen und Frieren, während eine Tinktur aus Kalmus sich bei Zahnfleischbeschwerden bewährt hat. Weiter gilt Kalmus als kräftigend bei Schwächezuständen und in der Rekonvaleszenz. Wegen seiner appetitanregenden und verdauungsfördernden Wirkung ist die Kalmuswurzel ein beliebter Bestandteil von Likören und Magenbitter. Weiter wirkt Kalmus stimmungsaufhellend und aphrodisierend, in hohen Dosen kann es jedoch zu Halluzinationen kommen.

Wegen seines Gehaltes an Beta-Asaron – einer krebsauslösenden und giftigen Substanz – wird mittlerweile geraten, auf die innerliche Anwendung von Kalmus zu verzichten oder nur asaronarme oder –freie Züchtungen zu verwenden.

Koriander

Der unscheinbare Koriander (lat. *Coriandrum sativum*) ist eine einjährige krautige Pflanzenart, die zur Familie der Doldenblütler (lat. *Apiaceae*) gehört. Die vielseitig einsetzbare Pflanze dient als Gewürz, Räuchermittel und Heilpflanze. Im antiken Zweistromland ist Koriander als Räuchermittel bereits 5000 v. Chr. nachgewiesen. In Ägypten räuchert man bis heute Koriander bei akuten Schmerzen und Schlaflosigkeit. Die Samen waren zudem eine traditionelle Grabbeigabe und Teil des *Kyphi*. In arabischen Ländern gilt Koriander als ein Räucherwerk, das sich zur spirituellen Reinigung eignet und vor Unheil schützt. Koriander klärt die Atmosphäre und vertreibt negative Energien.

In der orientalischen Medizin werden die Koriandersamen aufgrund ihrer beruhigenden Wirkung geschätzt, weiter werden sie bei Schmerzen gegeben. Außerdem sind sie ein beliebtes Aphrodisiakum.

Für die Wirkung der Koriandersamen ist ätherisches Öl verantwortlich, welches den Appetit anregt und die Verdauung fördert. Dementsprechend wird Koriander heute hauptsächlich bei Magen-Darm-Beschwerden wie Krämpfen, Blähungen und Appetitlosigkeit verordnet.

Mastix

Mastix ist ein Harz, das aus der Rinde des Mastixpistazienbaumes (lat Pistacia lentiscus) gewonnen wird. Das gummiartige Harz besteht aus hellgelben bis grünlich gelben, harten und glasigen Bruchstücken.

In Griechenland wird Mastix auch als **Tränen von Chios** bezeichnet. So wachsen auf der griechischen Insel **Chios** auch Mastixbäume, die reichlich das hochwertige hellgelbe, tropfenförmige Harz produzieren. Der Baum ist jedoch im gesamten europäischen Mittelmeerraumgebiet heimisch, er wächst auch in der Türkei, im Libanon, in Israel, Jordanien, Syrien und auf den Kanaren.

Ein Mastixstrauch produziert erst ab einem Alter von fünf Jahren Harz. Die Ernteperiode findet zwischen Juli und September statt. Um ein Kilogramm zu ernten, muss das Harz von etwa zehn Bäumen gesammelt werden. Bevor die Pistazienbäume angeritzt werden, wird weißer Kalkstaub um den Baum gestreut oder Blätter ausgelegt, damit das ausfließende Harz von einem sauberen Untergrund aufgesammelt werden kann.

In Griechenland und der Türkei wird Mastix als Gewürz für Gebäck verwendet, zudem gibt Mastix Spirituosen (z. B. *Mastika*) ein charakteristisches Aroma. Aufgrund seiner desinfizierenden Wirkung wird das Harz traditionell im ganzen Mittelmeerraum als Kaugummi eingesetzt.

Die Ägypter benutzten Mastix im *Kyphi* sowie zum Mumifizieren. Als Räucherung wirkt Mastix stimmungsaufhellend, im Orient wird es zudem bei Müdigkeit geräuchert, aber auch während Heilzeremonien. Man glaubt, dass Mastixrauch in der Lage ist, den Körper und die Seele zu reinigen und dass die Krankheit einfach abgewaschen wird. Mystiker mögen den Duft, da er das klare Denken und die Intuition fördert. Als Arzneimittel haben die Araber Mastix von den Griechen übernommen, denn bereits im ersten Jahrhundert empfiehlt der Arzt Dioskurides das Harz bei chronischem Husten und Blutsturz.

Styrax

Bei Styrax handelt es sich um das Harz des Styraxbaumes, aber auch der Amberbäume. Die strauchartigen Styraxbäume sind in Kleinasien und im östlichen Mittelmeergebiet heimisch, während Amberbäume ihren Ursprung in Nordamerika und Ostasien haben. Das Styraxharz wird im Orient traditionell in Säcken aus Pferdehaar gesammelt, der helle, flüssige Balsam wird nach dem Trocknen zu einer klebrigen und zähen Masse. Styrax und Kalmus werden beim Räuchern gerne gemischt, in Ägypten schätzt man besonders, dass diese Zusammensetzung mentale Stärke verleiht. Styrax allein kann in hoher Dosierung allerdings starke Kopfschmerzen verursachen und sollte daher immer gemischt werden.

Der Duft des Harzes ist süßlich, balsamisch, blumig und sinnlich. Ägypterinnen benutzten Styraxduft, um sich besonders begehrenswert zu machen.

Aus griechischen Medizinbüchern weiß man, dass Styrax gegen Husten, Heiserkeit, Katarrh und Verlust der Stimme hilft. Arabische Mediziner setzten das Harz zudem als Frauenarznei ein. Als Zäpfchen sollte Styrax die Menstruation fördern und Verhärtungen der Gebärmutter entgegenwirken. In Byzanz wurde mit Styrax geräuchert, um die Ansteckungsgefahr mit der Pest zu verringern.

Wacholder

Der Wacholderstrauch (lat. *Juniperus*) ist eine der ältesten Nutzpflanzen der Welt und wird in fast jeder Kultur als wichtiges Räucherwerk betrachtet. Schon in prähistorischen Zeiten benutzten Schamanen Wacholder bei Schutz- und Reinigungsritualen. Alle Teile der Pflanze, ob Rinde, Blätter, Harz oder Beeren, können geräuchert werden. Grabbeigaben in Ägypten lassen auf eine Schutzfunktion von Wacholder für die Toten schließen. Wacholderrauch öffnet die übersinnliche Wahrnehmung, weshalb er bei den Ägyptern und Griechen während der Orakelbefragung eingesetzt wurde. Die ersten Heilwirkungen sind auf einem rund 4000 Jahre alten Papyrus beschrieben. Demnach waren besonders Wacholderbeeren eine beliebte Arznei. Man sagte ihnen eine harntreibende Wirkung nach, weiterhin kamen sie bei Blähungen, Durchfall, Magen- und Gallenbeschwerden zur Anwendung. Auch bei Rheuma und Gicht wurden Wacholderbeeren eingesetzt, ferner bei hartnäckigem Husten.

In arabischen Krankenhäusern wurde aufgrund der desinfizierenden Wirkung der Pflanze traditionell mit Wacholderharz geräuchert.

Weinblätter

Auch Weinblätter befinden sich in der ägyptischen *Kyphi*-Mischung. Der Duft ist herb und etwas trocken und inspiriert zum Träumen. Getrocknetes Weinlaub lässt sich ideal mit verschiedenen Harzen mischen. Neben Weinblättern werden in *Kyphi* oft auch Rosinen hinzugemischt. Als Aufgüsse und Extrakte können Weinblätter Beschwerden wie Krampfadern, Durchfall oder Leber- und Milzleiden lindern sowie die Wundheilung fördern. Das im Herbst bunt gefärbte Weinlaub wird mitunter auch zu Brei verarbeitet, welcher in Form von Umschlägen bei Hautleiden und anderen Beschwerden auf die Haut gelegt wird. Die im Weinlaub enthaltenen Wirkstoffe sind v. a. Flavonoide und Gerbstoffe.

Die Weinrebe (lat. *Vitis vinifera*) ist ein Strauch, der an Ranken zehn bis zwanzig Meter hoch klettern kann.

Zimt

Den immergrünen Zimtbäumen werden nach etwa ein bis zwei Jahren ihre Schösslinge abgeschnitten. Die Rinde wird abgezogen, anschließend wird diese ein paar Tage lang unter Matten fermentiert, gereinigt und dann an der Sonne getrocknet. Mehrere dieser Rindenstücke werden ineinandergeschoben, auf diese Weise entsteht die Zimtstange. Je dünner die Rinde ist, desto feiner ist das Aroma. Die häufigste im Handel erhältliche Zimtart ist **Cassia-Zimt**. Dessen süß duftende Rinde kann leicht entzündet werden und glimmt lange, wodurch sich der Duft gut im Raum verteilt. Die Ägypter verwendeten Zimt schon vor 4000 Jahren als Gewürz, zur Einbalsamierung der Toten, in Kosmetik und als Opfergabe für die Götter. Zimt galt auch als Mittel gegen vorzeitiges Altern und wurde zusammen mit Honig zur Entfernung von Leberflecken benutzt.

Kurzsichtigen wurden oft Zimtumschläge verordnet. Verantwortlich für die positiven Wirkungen des Zimts ist das in der Zimtrinde enthalten-
de ätherische Öl. Weiter ist Zimt ein wärmendes
Gewürz, durch die Wärmeentwicklung werden
der Stoffwechsel und die Ausscheidung von Gift-
stoffen angekurbelt. Weiterhin senkt Zimt den
Blutzuckerspiegel, als Folge sinkt auch der Insu-
linspiegel, weshalb Zimt auch bei beginnendem
Diabetes eingesetzt wird. Beim Kauf von Zimt
sollten Sie darauf achten, den hochwertigeren *Cey-*
lon-Zimt zu wählen. Denn im preiswerteren *Cas-*
siazimt (siehe oben) ist ein viel höherer Gehalt des
schädlichen Cumarins enthalten. Cumarin kann
auf Dauer und in hohen Dosen eingenommen zu
Leberschäden, bis hin zu Leberkrebs, führen. Zu
beachten ist auch, dass fast alle zimthaltigen Fer-
tigprodukte den minderwertigen *Cassia-Zimt* enthalten.

Zyperngras

Zum Räuchern werden die getrockneten Wur-
zelstöcke des Zyperngrases schon seit mehreren
tausend Jahren verwendet. Der intensive, aromatische und lang anhaltende Duft ist auch Bestandteil der *Kyphi*-Mischung. Zyperngras wird
traditionell bei Magen-Darm-Beschwerden wie
Übelkeit und Blähungen eingesetzt. Zyperngras kann auch als schweißtreibendes Mittel, als
Arznei gegen Halsschmerzen sowie bei Muskel-
krämpfen eingesetzt werden. Zyperngras (lat. *Cyperus*) gehört zur Familie der Sauergrasgewächse
(lat. *Cyperaceae*). Weltweit gibt es etwa 600 Arten,
die in gemäßigten Gebieten bis hin zu subtropi-
schen bis tropischen Gebieten verbreitet sind.

Schon in der Antike wurde Zyperngras zur Herstellung von Papyrus genutzt. Zyperngras ist
heutzutage eine beliebte Dekoration für Garten-
teiche, auch als Sichtschutz für Balkone und Ter-
rassen wird es verwendet.

Im Orient heilt man mit Räucherungen nicht nur Krankheiten und schafft eine Wohlfühlatmosphäre, sondern der Rauch ist auch Bestandteil von Liebeszauber und anderen magischen Ritualen. Geräuchert wird zu Geburten, Hochzeiten, religiösen Feiertagen und auch am Donnerstagabend, denn der Freitag ist im Islam bekanntlich der Tag, welcher für Christen der Sonntag ist. Auch Kleider wurden und werden immer noch ausgeräuchert. Räucherwerk gilt in vielen arabischen Ländern auch als Abschluss eines Festmahles. Sobald das Räucherfass geschwenkt wird, wissen die Gäste, dass es nun Zeit ist, aufzubrechen.

Neben Harzen und Kräutern zum Räuchern fallen in den orientalischen *Souks*, den Basaren, geheimnisvolle Mischungen auf, die schon einen Wohlgeruch verströmen, wenn man nur an ihnen vorbeiläuft.

Die Räuchermischungen werden *Bukhoor* genannt, was im Alltagsgebrauch jedoch für alles vom Duftstein über puren Weihrauch bis hin zu den Mischungen steht.

Bukhoor besteht auch aus Adlerholzspänen - diese werden auf Arabisch *Oud* genannt, was einfach Holz bedeutet. Die Späne werden in ätherischen Ölen getränkt und mit Harzen wie Benzoe, Koniferenharz, Mastix oder Weihrauch sowie getrockneten Blumen, Kräutern und Gewürzen vermischt. Hinzu kommen weitere natürliche Duftstoffe wie Moschus, Ambra, Jasmin, Sandelholz, Rose oder Lavendel. *Bukhoor* wird lose verkauft, aber auch als Paste in Tiegelchen oder als eine Art gepresster Räucherkuchen. Jeder Händler im *Souk* hat sein eigenes Rezept, das seit Jahrzehnten oder sogar Jahrhunderten innerhalb der Familie wie ein Geheimnis gehütet wird.

Bukhoor ist wahrscheinlich bei den Beduinenstämmen entstanden, diese ließen Holzspäne glimmen, um Kochdünste zu neutralisieren, um die Kleidung zu beduften sowie um *Dschinns* und andere schlechte Energien fernzuhalten. *Bukhoor* wird entweder auf heiße Steine oder Räucherkohle gelegt.

Im Oman und im Jemen werden Räuchermischungen hergestellt, indem Adlerholzspäne und ätherische Öle in einem Kupferkessel auf offenem Feuer gekocht werden. Die Mischung köchelt so lange, bis sie zu einer homogenen Paste geworden ist. Nach dem Abkühlen wird die Paste pulverisiert. In anderen arabischen Ländern werden alle Zutaten zusammen gebacken, ähnlich wie bei der Herstellung von Tonziegeln.

Die Räuchertradition ist im Orient nach wie vor lebendig: Hausfrauen räuchern die Wohnung aus, um Essensgerüche zu vertreiben, in ländlichen Gegenden räuchert eine Hochzeitsgesellschaft ihre Kleider aus und im traditionellen Basar im Kairoer Stadtviertel **Khan el Khalili** kann gegen Abend beobachtet werden, wie Geschäftsleute ihre Ladenlokale ausräuchern. Gemäß der **Hadith**-Sammlung nach Imam **Bukhari** ist es vor allem das **Oud**, dessen Geruch beim Räuchern den Körper physisch und psychisch stärkt. So soll der Prophet die Gläubigen angewiesen haben, **Oud** zu benutzen, da es sieben Heilungen beinhalte.

Zur Herausgeberin

Dr. Angela Raab, geboren in Bad Kissingen, ebenda auch aufgewachsen. Studium der Pharmazie in Würzburg, anschließend Approbation zur Apothekerin. Aufbaustudium der Pharmaziegeschichte in Marburg, Abschluss als Pharmaziehistorikerin. Dort auch Promotion zum Dr. rer. nat.

Seit 1996 bis dato Arbeit in öffentlichen Apotheken und Krankenhausapotheken in ganz Deutschland sowie der Schweiz. Daneben Seminartätigkeit im In- und Ausland

Ein herzliches Dankeschön

- an dieser Stelle an alle werten Leserinnen und Leser.

Wenn Ihnen mein Ratgeber gefallen hat und dieser für Sie nützlich ist, würde ich mich über eine kurze Rezension freuen.

Lob, Kritik oder Anregungen können Sie mir gerne auf meiner Facebook-Seite

https://www.facebook.com/AngelaFetzner

oder auf meiner Homepage mitteilen:

http://www.angela-fetzner.de

Bücher herausgegeben von Dr. Angela Raab

Finden Sie alle auf der Homepage:
http://www.angela-fetzner.de

Hier können Sie sich auch für meinen Newsletter anmelden, um regelmäßig Informationen über neue Bücher, Preisaktionen, Verlosungen und Gesundheitstipps zu erhalten.

Außerdem finden Sie meine E-Books in allen führenden Online Shops und die Druckbücher im Versand- und Standardbuchhandel.

Meine Homepage

Auf meiner Homepage finden Sie nicht nur alle Bücher und E-Books.

Darüber hinaus möchte ich den Leserinnen und Lesern auch einen besonderen Service bieten. So stelle ich auf meiner Homepage regelmäßig Onlinelesungen von mir ein, weiter schreibe ich Blogartikel zu verschiedenen Themen sowie Rezensionen zu diversen Büchern.

http://www.angela-fetzner.de

Leseprobe: Krafttiere und Schamanismus

Prolog

Der Schamane ist nicht nur die älteste spirituelle Figur in der Menschheitsgeschichte, sondern auch diejenige mit der größten Kontinuität. Beim Schamanismus handelt es sich - um es mit dem gleichnamigen Titel des Buches des Religionswissenschaftlers und Philosophen Mircea Eliade zu sagen - um eine „archaische Ekstasetechnik", aus der sowohl Religion als auch Magie geboren werden.

Die Anfänge dieser spirituellen Praxis lassen sich bis in die Steinzeit zurückverfolgen. Interessant ist dabei, dass sich die einzelnen weltanschaulichen oder ekstatischen Elemente in den verschiedenen Kulturen und Epochen der Menschheit relativ ähnlich sind.

Das Lokalkolorit mag sich bei den schamanischen Kulturen Sibiriens von denen der Inuit, der Aborigines oder dem hoch entwickelten Kult auf Hawaii sowie dem historischen Schamanentum der Kelten zwar jeweils unterscheiden - doch die Grundstruktur der Spiritualität ist überall gleich. Das Schamanentum funktioniert universal und seit Jahrtausenden nach gleichbleibenden Prinzipien, die eine besondere Schulung des Geistes voraussetzen. Das Schamanentum passt sich zudem flexibel regionalen Gegebenheiten an und ist somit in der Lage, unter allen Umständen zu überleben und eine Symbiose mit den lokalen Kulten und religiösen Systemen zu bilden.

So sind die meisten Schamanen weltweit als Heiler tätig - eine Profession, die sich mit jeder Religion und Weltanschauung verträgt.

Während dem Schamanen zur Zeit der Jäger und Sammler noch eine extrem exponierte Rolle in der Gesellschaft zukam, wurden Teile seiner Aufgabenbereiche nach und nach von anderen Richtungen übernommen. So wurzelt die Theaterkunst ebenso im Schamanismus wie viele andere Künste, z. B. Musik und Tanz. Noch heute leben in den Traditionen der einzelnen Völker schamanische Elemente fort, sei es in der Folklore, in Festen, Märchen oder Mythen. Manche betrachten den Schamanismus auch als eine Art Urreligion, was nicht ganz korrekt ist - Ein weltanschauliches System wäre hier der bessere Ausdruck.

In der modernen westlichen Gesellschaft herrscht eine Art Hunger nach magisch-spiritueller Nahrung, der von den gängigen, in der Regel monotheistischen Religionen mit ihrer einfachen, jedoch strikten Einteilung in Gut und Böse, nicht mehr gestillt werden kann. Viele wenden sich dem Schamanentum zu, um eine Sicht auf die Welt und das Leben zu erlangen, die im Einklang mit sich selbst und dem Kosmos steht, aber dem Leben in einer Industriegesellschaft diametral entgegengesetzt ist. Bis vor einigen Jahren waren es nur Ethnologen, Anthropologen und eventuell Religionswissenschaftler, die sich für die kultischen Praktiken indigener Völker interessierten. Manchmal war dies mit Grenzgängen verbunden, wie sie der Psychoanalytiker Carl Gustav Jung in seinen Arbeiten unternahm.

Doch mit dem Esoterikboom kam auch der Schamanismus zurück in das Bewusstsein der Öffentlichkeit. Heute verbringen Top-Manager ihre Wochenenden bei Reinigungszeremonien in Schwitzhütten oder laufen stundenlang über glühende Kohlen.

Der Kontakt zu Medizinmännern und Weisen aus Naturvölkern wird gesucht, mittlerweile lassen sich Reisen zu Heilern am Amazonas, in Peru oder der Mongolei buchen. Buchautoren wie Carlos Castaneda oder Michael Harner haben das Schamanentum für jeden erreichbar gemacht und die Thematik zurück in die Öffentlichkeit geholt.

Mircea Eliade (1907-1986): Rumänischer Religionswissenschaftler, Philosoph und Schriftsteller.

Inuit: Indigene Volksgruppe, die im arktischen Zentral- und Nordostkanada sowie auf Grönland lebt.

Ethnologe: Erforscht die Kultur einzelner Völker, insbesondere die Kultur der eingeborenen Bevölkerung.

Anthropologe: Beschäftigt sich mit der Lehre vom Menschen und seiner Entwicklung.

Carl Gustav Jung: Auch C. G. Jung, Schweizer Psychiater (1875-1961), Begründer der analytischen Psychologie.

Carlos Castaneda: 1925-1998, US-amerikanischer Ethnologe und Schriftsteller brasilianischer und peruanischer Abstammung.

Michael Harner: geb. 1929, US-amerikanischer Anthropologe und Neo-Schamane.

Die schamanische Weltsicht

Man geht davon aus, dass der Begriff Schamane sich von dem Wort *„saman"* aus der Sprache der sibirischen Tungusen ableitet. Damit ist gewöhnlich ein männlicher Praktizierender gemeint, die entsprechende weibliche Form wäre *„shamanka"*. Trotz der unterschiedlichen Details innerhalb der einzelnen Regionen und Kulturen gibt es bezüglich der Weltsicht eines Schamanen doch eine Art roter Faden. Grob unterschieden wird zwischen dem Sakralen und dem Profanen, das bedeutet, es gibt einerseits die Welt der Menschen - ihr gegenübergestellt ist die Welt der Geister und der Ahnen. Wie in animistischen Glaubenssystemen üblich, gilt die Erde als grundsätzlich beseelt, mit all ihren lebenden und toten Elementen. So haben auch Steine und Bäume eine Seele.

Im Tod wird nicht das Ende gesehen, es handelt sich vielmehr um einen Übergang in eine andere Welt. Die Seele an sich gilt als unsterblich, weshalb der Ahnenverehrung in schamanischen Kulturen eine besondere Rolle zukommt. Sowohl auf der profanen als auch auf der sakralen Ebene existieren Wesen ohne Körper, die zwischen den Ebenen hin- und herreisen und entsprechend Macht ausüben können.

Der gesamte Kosmos wurde einst durch eine oder mehrere höchste Wesenheiten geformt und von ihr, beziehungsweise ihnen, kontrolliert. Damit all diese Ebenen reibungslos funktionieren, besteht das ordnende Prinzip in der Harmonie der Dinge und Wesenheiten.

Wird gegen eine der kosmischen Regeln verstoßen, drohen Hunger, Krankheit, Unwetter oder
Katastrophen. Die Verletzung der Regeln bedarf
einer Heilung, damit die ursprüngliche Ordnung
wiederhergestellt werden kann.

Der schamanische Kosmos kennt insgesamt drei
Welten und ist vertikal strukturiert. Es gibt die
obere, die mittlere und die untere Welt, wobei diese Begriffe im Gegensatz zur christlichen Vorstellung von Himmel, Hölle und irdischem Dasein
völlig wertneutral verwendet werden. Die mittlere Welt ist der Lebensraum von Menschen, Tieren
und Pflanzen. Während die Oberwelt den Göttern
und höheren Geisterwesen vorbehalten ist, gilt
die Unterwelt als das Reich der Toten, Schatten
und bösen Geister. Gesellschaftlich ist diese wie
die Welt der Menschen strukturiert. Die Grenzen
zwischen diesen einzelnen Lebensräumen sind
nicht fix, sondern durchlässig.

Bei den Völkern Sibiriens glaubt man, dass die
Menschen in alter Zeit fähig waren, zwischen diesen Welten zu reisen. Da die Reise zu den Geistern
jedoch nicht nur anstrengend ist, sondern auch
gewisse Verständigungsprobleme birgt, wurde
es üblich, nur noch speziell geschulte Personen
in Gestalt der Schamanen diesen Weg antreten zu
lassen.

Andere Kulturen kennen bestimmte Daten, an
denen die Grenzen zwischen den Welten durchlässig sind, sodass Kontakte zu den geistigen Wesen möglich sind.

Bei den Kelten war dieser Tag Samhain, die letzte Nacht des alten Jahres, die am 31. Oktober begangen wurde und heute unter dem Namen Halloween eine Neuinterpretation erfährt.

Häufig tritt auch das Konzept des Weltenbaumes in der schamanischen Kosmologie auf. Stilisiert als Pfeil, findet er sich oft auf den charakteristischen Schamanentrommeln, die zur Geisterbeschwörung und für Reisen in parallele Welten genutzt werden. Da es sich bei vielen Völkern, die der schamanistischen Glaubensvorstellung anhängen, traditionell um nomadisierende Hirten handelt, spielen hier auch Tiere eine Rolle. So gibt es in Sibirien die Idee eines Rentiers, das mit seinem Geweih - anstelle des Baumes - den Himmel stützt.

Tunguse: Zusammenfassende Bezeichnung für Völker, Ethnien und Bevölkerungsgruppen, bei deren Vorfahren Tungusische Sprachen in Gebrauch waren und sind. Die meisten Angehörigen Tungusischer Völker leben in China, weiter in Sibirien und in der Mongolei.

Animismus: Glaube an die Allbeseeltheit der Natur.

Weltenbaum: Der Weltenbaum - auch Lebensbaum gennant - gehört zur Mythologie vieler Völker und ist ein altes Symbol der kosmischen Ordnung. Er steht als Weltachse im Zentrum der Welt. Der Weltenbaum verbindet die drei Ebenen Himmel, Erde und Unterwelt.

Der Herr der Tiere

Im Himmel oder der Oberwelt leben Geistwesen, welche die Landschaften, die Elemente und Naturgewalten sowie Sonne, Mond und die Planeten kontrollieren. Hier ist auch der Herr der Tiere, der je nach Schöpfungsmythos auch eine Herrin sein kann, anzutreffen.

Dieses Geisterwesen besitzt einen göttlichen Charakter und gilt als Schützer und Bewahrer der Tierwelt. In manchen Regionen steht der Herr der Tiere auch dem Jäger zur Seite. Schamanische Konzepte begreifen den Menschen als einen Verwandten der Fauna, weshalb das Töten eines Tieres an und für sich ein unverzeihliches Vergehen darstellt. Ob ein Tier bei der Jagd getötet werden darf, ist eine Entscheidung, die dem Herrn der Tiere obliegt. Bevor ein Jäger loszieht, muss er daher zunächst die Gottheit durch festgelegte Rituale um Erlaubnis und anschließend die Seele des getöteten Tieres um Verzeihung bitten. Wird gegen diese Regeln verstoßen, droht eine Bestrafung durch den Herrn der Tiere. Abhängig von der Kultur, tritt der Herr der Tiere in ganz verschiedenen Gestalten auf - manchmal ist das Aussehen menschenähnlich, dann gleicht es eher einem Tier.

Auch Mischwesen kommen vor. Bei den Maya trägt der Herr der Tiere einen Jaguarumhang und führt einen Jaguar an der Leine mit sich herum. Der **Murgin** der Aborigines sieht ebenfalls wie ein Mensch aus, während er in Sibirien in Gestalt eines Bären daherkommt. Für den Kontakt mit dem Herrn der Tiere zeichnet in den meisten Kulturen der Schamane verantwortlich.

Murgin: Bei den Aborigines Bezeichnung für den Herrn der Tiere.

Der Werdegang eines Schamanen

Das Schamanentum ist zwar weltweit ähnlich, doch kann man nicht von einer einheitlichen Bewegung sprechen. Da es unmöglich ist, jeder regionalen Besonderheit gerecht zu werden, empfiehlt es sich, detaillierte Blicke auf die Schamanen Sibiriens und Zentralasiens zu lenken, da sich dort das Schamanentum bis heute authentisch bewahrt hat und viele wissenschaftliche Forschungen hierzu vorliegen.

Die wichtigste Technik des Schamanen ist die rituelle Ekstase, die auch als Seelenreise oder Seelenflug bezeichnet wird. Im Gegensatz zu Träumen kann diese Ekstase bewusst herbeigeführt werden, was durch Techniken wie Trommeln, berauschende Substanzen, aber auch durch Naturgeräusche passiert. Innerhalb dieser rituellen Ekstase ist es dem Schamanen möglich, in die Geisterwelt zu reisen.

Der Schamane kann nicht nur verschiedene Wesenheiten treffen, sondern auch die Götter selbst oder den Herrn der Tiere. Auf seiner Reise hilft und unterstützt ihn dabei ein Hilfsgeist, der in Gestalt eines Tieres daherkommt. Ein Schamane ist jedoch nicht mit dem Priester eines Kultes zu verwechseln. Er ist vielmehr als Vermittler zwischen den Welten zu betrachten und kann im Falle von Naturkatastrophen, Krankheiten und Schicksalsschlägen nach Ursachen forschen und in Kontakt mit den verantwortlichen Geistern treten. Ziel ist immer das Wohlergehen der Gemeinschaft sowie der Ausgleich und die Harmonie der Kräfte.

Der Werdegang eines Schamanen verläuft in mehreren Stufen über einen relativ langen Zeitraum. Die Auswahl erfolgt durch die Geister - Als sogenannte Initiations- oder Berufungskrankheiten gelten häufig Epilepsie oder Depressionen. Aus schamanischer Sicht sind solche Krankheiten nicht zu bekämpfen, sondern sie sind Wegweiser, denen man folgen sollte. Deshalb kommen Kinder, die an Epilepsie oder Depressionen leiden, besonders oft zu Schamanen in die Lehre.

Die Erwartungshaltung der Gemeinschaft, aber auch das Gefühl, etwas Besonderes zu sein, manifestiert sich oft in einem spontanen, spirituellen Erlebnis der auserwählten Person - hier kann es sich z. B. um eine Vision oder eine Trance handeln. Leidet der Jugendliche an einer chronischen oder akuten Krankheit und tritt durch das Erlebnis eine Genesung ein, wird dies als Zeichen der Götter gedeutet, die richtige Wahl getroffen zu haben.

Während seiner Unterweisung sondert sich der angehende Schamane von der Gemeinschaft ab, ein Lehrer steht ihm dabei zur Seite.

Zunächst erfolgt eine Art Initiation. Von Geistern in die Unterwelt entführt, erfährt der angehende Schamane zunächst die Zerstückelung seiner Identität, der anschließend eine völlige Neukonzeptionierung seiner Identität folgt.

Diverse Hilfsgeister in Tierform stehen ihm hierbei zur Seite. Neben Trancetechniken und dem Wissen um das gefahrlose Reisen in der Geisterwelt, werden Schamanen auch in traditioneller Medizin unterwiesen, da ihnen meist auch die Rolle des Heilers zufällt. Selbst - oder vielmehr gerade - in Zeiten der Schulmedizin gibt es in Zentralasien noch Schamanenkliniken, in denen die traditionelle Heilkunde praktiziert wird - solche Kliniken werden auch entsprechend stark frequentiert.

Der Kandidat muss auch Rituale, Gebete, Gesänge und Tänze studieren. Im Schnitt dauert eine Schamanenausbildung mindestens drei Jahre, es gibt jedoch auch Völker, bei denen sich die Ausbildung bis zu 15 Jahren hinziehen kann. Am Ende der Ausbildung steht die Schamanenweihe, bei der die Fähigkeiten der Gemeinschaft bewiesen werden müssen. Dabei wird sich besonders bei den Hilfsgeistern für die Unterweisung bedankt und ihnen geopfert.

Initiation: Einweihung

Kompendium der dienstbaren Tiergeister

Bei der Reise in die Welt der Geister trifft ein sibirischer oder zentralasiatischer Schamane in der Regel auf seine Verbündeten in Tiergestalt. Oft werden diese Hilfsgeister im Traum erfahren oder aber bei Meditationen und Ritualen in der Abgeschiedenheit. Hilfsgeister haben fast immer eine Tiergestalt, deren Erscheinungsbild sich nach den lokalen Gegebenheiten richtet. Sie leben meistens als Berg-, Fluss- oder Baumgeister in der Natur und verfügen über ein entsprechend tierisches Aussehen. So gibt es Geister in der Gestalt eines Otters, einer Schlange, einer Eule, eines Raben oder eines Tigers. Ein Hilfsgeist verfügt über eine spezifische Kompetenz, die der Schamane seiner Aufgabe entsprechend nutzt. So gibt es Hilfsgeister, die benötigt werden, um eine bestimmte Krankheit zu heilen oder Geister, die bei der Reise in die Unterwelt Unterstützung geben.

Ein Hilfsgeist ist in der Lage, sein Erscheinungs-bild jederzeit zu wechseln. In der Regel steht dem Schamanen eine ganze Gruppe an Hilfs-geistern zur Verfügung - diese sind nicht nur ein-fach Freunde und verlässliche Begleiter, sondern stellen eine Art Blutsverwandte dar. Bei manchen Völkern gehören die Hilfsgeister zur Familie des Schamanen und werden entsprechend in der Sip-pe weitervererbt. Die Hilfsgeister eines Schama-nen müssen daher gebührend geehrt und entspre-chend gut behandelt werden.

Ende der Leseprobe

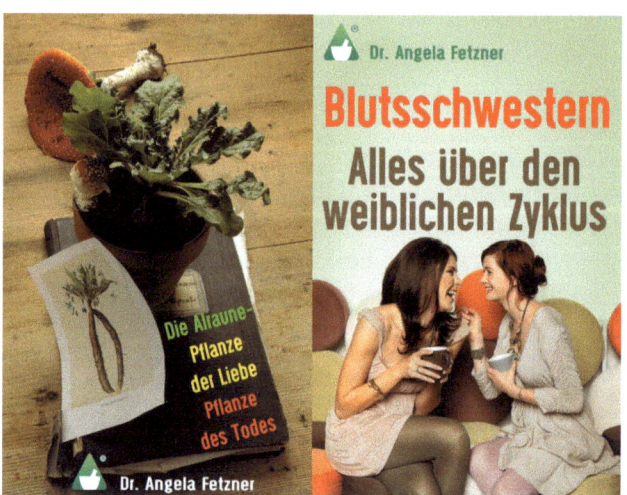

Kaum eine andere Pflanze ist seit der Antike mit so vielen Mythen und Sagen verwoben wie die Alraune.

Faszinierend und unheimlich zugleich.

Verehrt und verteufelt. Aphrodisiakum und Omen des Todes. Heilmittel und Giftdroge. Glücksbringer und Unheilbote. Aus Sperma geboren und doch die Pflanze des Henkers und des Galgens.

Eine Pflanze zwischen Liebe, Leben und Tod – und ein Exempel dafür, wie eng Leben, Liebe und Tod im menschlichen Leben verknüpft und verbunden sind und wie nahe auch Glück und Unglück beieinander liegen.

Nun möchte ich Sie - liebe Leserin und lieber Leser - dazu einladen, mich auf die Reise zur atemberaubenden Geschichte und zu den Geheimnissen dieser faszinierenden Pflanze zu begleiten!

2. erweiterte Neuauflage 2017

Das große Handbuch der Menstruation für Frauen

Kompetent, verständlich, offen, humorvoll und ohne falsche Tabus erklärt die Apothekerin und Autorin Dr. Angela Fetzner auf über 300 Seiten ALLES, was Frauen über die Menstruation wissen sollten.

Die Menstruation - Kreis des Lebens

Zunächst werden spannende und geheimnisvolle Mythen rund um die Menstruation dargelegt. Weiter werden alle Vorgänge des weiblichen Zyklus erklärt - dazu gehören insbesondere Ablauf der Menstruation, das Menstruationsblut an sich, Stärke der Blutung, Beginn der Blutung, Wechseljahre, Schwangerschaft, Körperhygiene, usw. Auch das prämenstruelle Syndrom sowie Abweichungen von der normalen Menstruation werden erläutert.

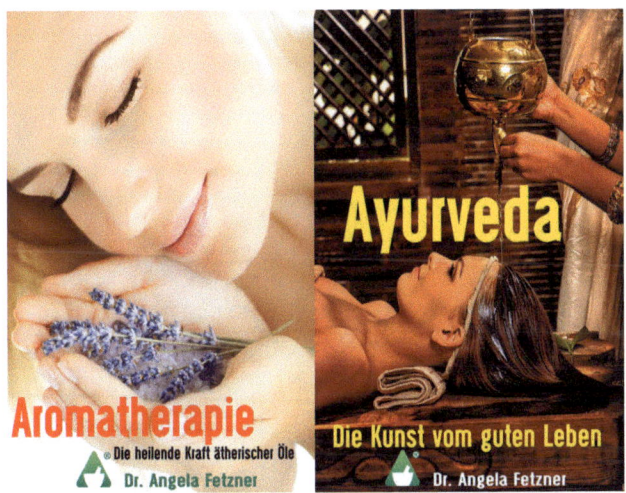

Aromatherapie
Die heilende Kraft ätherischer Öle
Dr. Angela Fetzner

Ayurveda
Die Kunst vom guten Leben
Dr. Angela Fetzner

Die heilende Kraft ätherischer Öle ist wohl eine der angenehmsten Möglichkeiten, viel für die seelische und körperliche Gesundheit zu tun

Denn die wohltuenden Düfte ätherischer Öle können unsere Stimmung beeinflussen und sich positiv auf Seele und Körper auswirken. Diese Tatsache macht sich die Aromatherapie zunutze, bei der ätherische Öle gezielt eingesetzt werden, um bestimmte Wirkungen zu erzielen. Die heilende Energie und gebündelte Lebenskraft der natürlichen Stoffe sorgt für Harmonie, Ausgeglichenheit und dauerhafte Gesundheit.

Ich möchte Sie, liebe Leserin und lieber Leser, dazu einladen, mich auf die Reise in die spannende Welt der ätherischen Öle zu begleiten.

In den letzten Jahren erfreut sich Ayurveda auch im Westen zunehmender Beliebtheit

Die in Indien beheimatete älteste Gesundheitslehre der Welt ist ein ganzheitliches Lebenskonzept, das lehrt, wie man Gesundheit, Vitalität und Lebensfreude bis ins hohe Alter bewahren kann.

Gesundheit kann hierbei nur durch das Gleichgewicht von Körper, Seele und Geist erreicht werden

Ziel ist ein langes Leben, ohne Krankheit und Gebrechen, stattdessen reich an innerem Glück, Vitalität und Wohlbefinden.

Das Buch zeigt, wie man die Prinzipien des Ayurveda in den Alltag integrieren kann und wie man Gesundheit und Wohlbefinden steigern sowie die innere Balance erhalten oder wieder finden kann.

 163

Qualität & Kompetenz
im Zeichen des Mörsers
von Ihrer Apothekerin

Dr. Angela Fetzner